LE « SAVOIR-INFIRMIER »

Construction, évolution, révolution de la pensée infirmière

La collection Recherche Infirmière
est dirigée par Andrée Mignon

BÉATRICE WALTER

LE « SAVOIR-INFIRMIER »

Construction, évolution, révolution de la pensée infirmière

Préface de Rosette Poletti

Collection Recherche Infirmière

Éditions Lamarre
47, rue Saint-André-des-Arts
75006 Paris

I.S.B.N. : 2-85030-040-3

Si je peux écouter les choses que l'autre me dit, si je peux comprendre comment elles lui apparaissent, si je peux percevoir les significations personnelles qu'elles ont pour lui, si je peux sentir l'exacte nuance d'émotion qui les accompagne, alors, je libérerai de puissantes forces de changement.

Carl Rogers

A Monsieur Guy Avanzini qui a accepté et dirigé ce travail malgré ses lourdes responsabilités. Sans son aide ni sa compréhension, cet ouvrage n'aurait pu être réalisé. Qu'il trouve ici l'expression de mes remerciements et de toute ma gratitude.

PRÉFACE

Il était une fois un ashram aux Indes. Le responsable de cet ashram était un gourou très respecté. Il s'était détaché de beaucoup de choses de la vie, mais il aimait beaucoup son chat. Ce chat était une magnifique bête qui n'avait qu'un défaut : lors du moment important de la méditation du soir, il se promenait parmi les fidèles et parvenait à les distraire de leur méditation.

Le gourou demanda alors à ses assistants d'attacher le chat loin du lieu de méditation et ceci tous les soirs avant la rencontre des fidèles. Ceci fût fait. Les années passèrent le gourou mourut. On continua à attacher le chat. Puis le chat mourut. On se procura un autre chat qu'on attacha soigneusement avant la méditation du soir. Trois siècles plus tard, de savants traités étaient écrits sur l'importance d'un chat attaché dans l'ashram pour le bon déroulement de la méditation du soir.

Cette histoire illustre un peu la situation du savoir infirmier à l'heure actuelle. Il existe beaucoup de données qui n'ont pas été testées par le processus de recherche, beaucoup d'hypothèses qui restent à infirmer ou à confirmer.

C'est à cette tâche immense que l'auteur de cet ouvrage s'est attelée. Partant d'éléments concrets qu'elle a glânés dans le milieu où elle travaillait, elle a mis en évidence ce qui lui semblait constituer des concepts clés du savoir infirmier.

Son ouvrage apporte une pierre importante au projet d'identification du savoir particulier à la profession infirmière. Il a le mérite d'être original, de poser de bonnes questions, d'offrir des pistes de réponses et de réflexions.

L'une des valeurs particulières de la démarche de Béatrice Walter est d'insister sur la nécessité de l'écriture, de la démarche de soins qui permet dans les termes de l'auteur : « de passer d'une pratique individuelle à une pratique d'équipe en imposant l'analyse rigoureuse de la logique dont procède l'action ». Utiliser cet outil comme support pour le « savoir-infirmier », c'est donner à la profession le moyen de se constituer un cadre de référence commun, à travers lequel sont analysées les pratiques et grâce auquel s'opèrent les enregistrements systématiques de données, ouvrant l'accès à la recherche.

On peut souhaiter que de nombreuses infirmières qui liront ce livre soient encouragées, elles aussi, à analyser leur pratique et à partager cette analyse avec leurs collègues afin que puisse se construire le savoir infirmier et, que par là le service spécifique offert par notre profession aux usagers des services de santé soit d'une qualité toujours plus grande.

Rosette Poletti

SOMMAIRE

Préface 11
Introduction 17

PREMIÈRE PARTIE : CE « SAVOIR-INFIRMIER » QUI EXISTE 21

Chapitre 1 : Le savoir dans ses notions générales 25
— Qu'est-ce que le savoir ? 26
— Approche lexicale 29
— Construction d'un savoir 32

Chapitre 2 : Le « savoir-infirmier » 35
— Le « savoir-infirmier » et ses concepts 36
— Savoir utile aux soins infirmiers 56
— Soigner M. X... 61
— Le « savoir-infirmier » 63
— Nécessité d'un contenu et d'une définition pour le « savoir-infirmier » 72

— Le « savoir-infirmier » face aux professions de santé 74

DEUXIÈME PARTIE : LA RECONNAISSANCE DU « SAVOIR-INFIRMIER » 87

Chapitre 1 : Reconnaissance du « savoir-infirmier » à travers l'histoire et la littérature professionnelles françaises 91
— « Savoir-infirmier » et faits historiques 92
— Le « savoir-infirmier » dans la littérature professionnelle 106

Chapitre 2 : Le « savoir-infirmier » à travers les données psychosociologiques, économiques, et culturelles 129
— Données psychosociologiques 130
— Données politiques et économiques 156
— Données culturelles 162

TROISIÈME PARTIE : LA NOTION DE « SAVOIR-INFIRMIER », MOTEUR DE CHANGEMENT DANS LA FORMATION 171

Chapitre 1 : Le « savoir-infirmier » et l'outil pédagogique 177
— Le « savoir-infirmier » et sa transcription 178
— Étude du Dossier Individuel Global de la Personne Soignée 184

Chapitre 2 : La notion de « savoir-infirmier » dans la formation 189
— Application d'un enseignement en stage ... 190
— Les élèves et la notion de « savoir-infirmier » 213
— La notion de « savoir-infirmier », nouveau support de la formation 219

Chapitre 3 : Le « savoir-infirmier », moteur de changement 227
— Pourquoi considérer le « savoir-infirmier » comme moteur de changement 228
— Le « savoir-infirmier » et ses zones d'influence dans la formation 231
— Le « savoir-infirmier », moteur de changement pour le groupe professionnel 242

Conclusion 249

Glossaire 259

Bibliographie 261

INTRODUCTION

La profession infirmière, en France, pour exister en tant que telle, doit en toute logique posséder un savoir en matière de soins qui l'autorise à exercer avec compétence son office et à offrir un service de qualité aux personnes malades.

Ce savoir existe en effet car l'histoire professionnelle française montre qu'une recherche en soins infirmiers était toujours présente dans les actions menées par nos aînées pour prendre des décisions et des initiatives afin d'améliorer le service rendu par la profession aux demandeurs de soins. La preuve en est apportée par la création de l'école de Cadres de la Croix-Rouge en 1951, celle de l'Assistance Publique de Paris en 1962, et de l'EIEIS (1) en 1965 à Lyon. Celles qui ont préparé et créé l'ouverture de ces écoles étaient conscientes de leur existence propre, de leur spécificité en tant qu'infirmière.

Or le « savoir-infirmier » est encore peu reconnu en France dans son existence scientifique. Il l'est davantage sous sa forme empirique et orale.

---

(1) École internationale d'enseignement infirmier supérieur.

Notre expérience professionnelle nous a permis de nous rendre compte de cette méconnaissance par le public français de la spécificité du travail infirmier, de l'absence de coopération réelle entre toutes les professionnelles, d'une mauvaise préparation des élèves au milieu de travail, de l'idéalisme de l'élève et du réalisme de l'infirmière. Ce qui paraissait donc évident pour nous, c'est-à-dire l'existence d'un « savoir-infirmier » différent et complémentaire du savoir médical, est dénié par le quotidien des situations vécues, et cela, même si nous continuons à affirmer cette existence.

Si nous entreprenons d'examiner la notion de « savoir-infirmier » (1), c'est qu'il importe de prouver que la conscience d'un « savoir-infirmier » devrait permettre aux infirmières (2) en formation de parvenir à une connaissance aussi totale que possible du rôle propre infirmier. Il n'est pas négligeable non plus, pour les professionnelles en poste (3), d'accéder à cette prise de conscience. Elles peuvent y trouver une occasion de lucidité accrue et de remise en question de leur pratique. Cela les conduirait vers un exercice de celle-ci mieux vécu, sous l'angle d'une plus entière responsabilité.

Par ailleurs, nous avons assisté à une évolution aussi bien sur le terrain que dans les écoles, où la pratique infirmière a perdu sa dimension humaine pour devenir technique puis super-technique. Maintenant elle cherche à retrouver pleinement son humanisme mais s'égare faute d'ancrage dans un savoir propre, défini et reconnu. Nous sommes convaincue que faire du « savoir-infirmier » le point clé de la formation et de l'action soignante, c'est réduire l'écart qui existe entre la théorie et la pratique et entre l'existence de ce savoir et sa reconnaissance en France.

Les objectifs de cet ouvrage sont surtout destinés à :

— établir un profil du « savoir-infirmier »,

— décrire quelques traits de conception psychoculturelle de la population française par rapport à la profession infirmière,

---

(1) Dans ce travail nous parlons du « savoir-infirmier » et non d'un « savoir-infirmier » car il est commun à toutes les infirmières quelque soit leur secteur d'activité.

(2) Lire partout infirmier, infirmière.

(3) Comprendre toujours secteur hospitalier et extra-hospitalier.

— faire ressortir l'idée que se font du « savoir-infirmier » les autorités françaises, les médecins, les professionnelles, les usagers du système,

— proposer des changements qui nous sembleraient nécessaires à une formation (1) infirmière efficace et viable sur le plan sociologique, psychologique, pédagogique, économique.

Sachant que notre profession ne peut être crédible et valorisée que dans la mesure où elle comporte un rôle propre, élabore une pensée autonome et définit le service spécifique qu'elle rend à la collectivité, nous avons émis l'hypothèse suivante :

> le « savoir-infirmier » peut introduire un changement de mentalité dans la profession s'il est reconnu et employé comme tel dès la formation, permettant de ce fait aux élèves et, partant, aux infirmières une fois diplômées, de mieux situer leur spécificité et de la faire reconnaître par les autres professions de santé.

Cependant, il faut que les infirmières acceptent de se reconnaître dans cette évolution intellectuelle qui leur donnera la maîtrise de leur profession et la lucidité de réalisation. Sans cette volonté de changement, la formation n'a pas de prise. Il revient aux formateurs de creuser la direction, d'affiner la motivation.

Dans les écoles d'infirmières, les élèves peuvent compléter ou acquérir la capacité de réflexion, d'analyse, utile à une formation plus large que la seule formation professionnelle technique. Il en va de même pour la capacité de raisonnement et le sens des responsabilités.

N'est-ce pas en formant des infirmières qui raisonnent sur une situation complexe pour la gérer, qui ont conscience de l'enjeu mis entre leurs mains, que nous créerons un changement de mentalité parmi les professionnelles de demain. Il nous semble qu'actuellement en France, le seul moyen permettant d'aboutir à ce changement de mentalité, serait de proposer aux enseignantes et aux praticiennes un outil de travail intégrant à la fois l'aspect pédagogique et pratique du travail infirmier.

Il devient donc intéressant de nous interroger à nouveau sur la manière d'aborder une formation de jeunes adultes, d'actualiser la formation en la basant sur le « savoir-

(1) Par formation, il faut toujours entendre en école et en stage.

infirmier », permettant ainsi la participation commune soignant/enseignant à la réalisation des soins : d'où une meilleure collaboration entre les terrains de stage et les écoles. Car n'est-il pas curieux que ce lieu de réalité qu'est le stage soit déserté par les monitrices ? Que nous enseigne ce fait... ? Serait-ce qu'il faut agir là... et penser ailleurs... En vérité, le stage étant le lieu unique de rencontre entre l'élève et la personne malade, entre l'élève et la profession, il devrait être le lieu privilégié où s'opère la synthèse du savoir.

Ainsi la première partie de cet ouvrage concerne le « savoir-infirmier » et ses concepts.

Elle est orientée vers le « savoir-infirmier » dans sa pratique quotidienne. Elle apporte une connaissance quant à l'existence de ce savoir à travers :

— des données générales liées au savoir,
— des éléments du savoir liés au soin,
— le « savoir-infirmier » en tant que tel.

La deuxième partie s'attache à donner une vision globale des circuits aboutissant à la reconnaissance du « savoir-infirmier » à travers l'histoire et la littérature professionnelles, et à travers l'action de recherche menée auprès des soignants, des usagers, des administratifs, des législateurs, des médecins.

La troisième partie est consacrée à l'utilisation par les élèves d'un outil pédagogique formant à la recherche et au « savoir-infirmier », moteur de changement dans la formation infirmière.

Enfin nous concluons sur la dynamique du changement apporté par l'introduction et le développement du « savoir-infirmier » dans la formation et la pratique professionnelle.

Ce livre est le reflet d'une thèse que nous avons entreprise dans le cadre des Sciences de l'Éducation, pour nous permettre de mieux comprendre ce qu'est la pédagogie, l'éducation et la formation d'adultes.

Le DIGPS (1) nous a été prêté pour la recherche et reste, de ce fait, la propriété de son auteur, Y.-L. Masson.

(1) Dossier individuel global de la personne soignée.

PREMIÈRE PARTIE

CE « SAVOIR-INFIRMIER » QUI EXISTE

Dans la profession infirmière en France, il faut chercher l'existence du savoir spécifique dans l'élaboration et le résultat du travail quotidien de l'infirmière. Ce savoir est intimement lié à l'activité infirmière, si bien que derrière tout projet de formation, se trouve sous-jacent, celui de la pratique et de la démarche.

Si nous regardons une infirmière analyser la situation puis s'occuper d'une personne malade, lui parler, lui sourire, refaire son pansement, il apparaît aux yeux des usagers que l'infirmière donne des soins, qu'elle soigne cette personne. Quelque soit la nature des soins prodigués, ils s'adressent toujours à l'être humain, personne unique en interaction constante avec un environnement changeant. En cela réside l'importance conférée aux actes de la profession. Le but du soin est bien d'aider et d'accompagner le patient afin qu'il puisse faire face de façon positive aux changements auxquels il s'affronte, et à les dépasser.

Les actes de l'infirmière s'adressent donc à des personnes demandant aide et conseil et ne pouvant subvenir seules à leurs besoins. Ces derniers peuvent être d'ordre organique, biologique, psychologique, social, culturel, philosophique. L'infirmière, pour agir et être soignante, utilise des connaissances professionnelles variées et nombreuses, c'est-à-dire qu'elle fait appel à différents savoirs. Cela l'oblige ainsi à avoir une conscience aiguë de sa responsabilité et une haute maîtrise du savoir qu'elle applique.

Cette première partie consiste à chercher comment se constitue un savoir, quel savoir l'infirmière met en œuvre pour répondre aux besoins des personnes soignées. Les différents chapitres qui la composent présentent le « savoir-infirmier » en tant que tel, et s'attachent à le mettre en évidence dans la pratique infirmière.

CHAPITRE 1

LE SAVOIR DANS SES NOTIONS GÉNÉRALES

Une étude de l'évolution de la profession infirmière en France (1) fait apparaître l'infirmière comme une exécutante, quelquefois intelligente, des ordres médicaux. Ne serait-ce pas, de la part de l'histoire, méconnaître ce qu'est l'infirmière ? En effet, par son expérience, sa culture, sa formation, elle dispose d'un nombre suffisant de connaissances pour s'occuper d'une personne malade puisqu'elle est reconnue apte à le faire.

---

(1) CHARLES (G.), *Quel avenir pour l'infirmière française ?*, Paris, 1981. MAGNON (R.), *Le Service infirmier ces trente dernières années*, Paris, 1982.

Ces connaissances ne constitueraient-elles pas un savoir ? Est-il si difficile de concéder aux infirmières le savoir qu'elles possèdent si, comme nous le pensons, c'est bien d'un savoir qu'il s'agit ? Pour nous permettre d'affirmer notre position, nous proposons d'étudier différents sens du concept « savoir » et, à cette fin, nous en ferons l'approche lexicale.

Ces données générales nous serviront de guide pour repérer l'existence du savoir professionnel à travers son histoire, les écrits des professionnelles françaises et les éléments qui lui donnent vie. Ce qui compte, en effet, c'est de déterminer son existence dans la profession infirmière en France, car il faut bien admettre que dans certains pays tels que le Canada, les États-Unis, un savoir est reconnu aux infirmières, ce qui n'est pas le cas pour la France. Le savoir professionnel est semblable à un objet qui peut être observé de multiples façons, sous des angles et des éclairages différents. Les pays ci-dessus considèrent le « savoir-infirmier » à leur manière, selon leur culture et leur politique de santé. Chez eux, cette notion est déjà très ancienne. Pour nous, il s'agit, à travers ce travail, de voir le « savoir-infirmier » comme un moyen d'aider la profession à vivre et à s'adapter aux mutations politiques, culturelles, et de passer d'une pratique empirique à une pratique scientifique reconnue, n'en restant pas à l'expérience spontanée.

QU'EST-CE QUE LE SAVOIR ?

D'après le Quillet (1), le savoir se définit comme *avoir connaissance de..., être instruit de ou dans..., être capable de... C'est aussi la somme de ce que l'on a appris...* Une étude lexicale en approfondira le sens.

De tout temps, le savoir se préparait, s'accumulait, tout au long de la vie : dans la famille, le clan, à travers les rites, l'initiation, à l'église, à l'école, dans les corporations, au travail, dans toutes les relations humaines, dans le dialogue, en écoutant des récits, des mythes, des légendes,

(1) QUILLET, *Dictionnaire encyclopédique,* 1972.

en regardant par exemple des fresques, les vitraux des églises, en visitant des musées... tout faisait *savoir*.

Le savoir nourrit notre vie mais il ne nous permet pas, seul, de mieux la comprendre ni de mieux la vivre. Il y aurait plusieurs sortes de savoirs : le savoir de la vie quotidienne (pratique) et le savoir scientifique (théorique)...

Le savoir au quotidien

Le savoir vulgarisé apparaît actuellement sous son double aspect d'information et d'emploi des techniques. En effet, dans leur application, ces dernières ont réussi à n'être ni superficielles, ni compliquées, sachant être vulgarisatrices au sens le plus pur du terme.

En ce qui concerne l'information, nous disposons, au moins potentiellement, d'une quantité innombrable d'informations stockées dans les bibliothèques, offertes dans des revues spécialisées ou véhiculées par les mass médias. Les savoirs apportés par ces informations sont juxtaposés dans une mosaïque souvent mal assemblée. Toute connaissance de provenance disparate s'y retrouve. Mais en tant qu'opératoire et informatif, le savoir de la vie quotidienne est plutôt objet de communication que porteur d'un savoir théorique.

Quant aux techniques, elles ont envahi notre vie de tous les jours, privée et professionnelle. Cependant il ne s'agit pas de la description de leur origine ou de leurs contenus, mais uniquement de leur application. Ainsi l'illustration ne se contente pas de reproduire de belles photos, elle ajoute des croquis, des schémas, sur lesquels l'élément significatif est bien mis en évidence. Le non-initié se familiarise, sans efforts ni connaissances approfondies avec les techniques modernes, tout en étant capable de les utiliser.

Le savoir n'est pas investi dans la vie quotidienne sous sa forme théorique, mais sous forme de procédure et de savoir-faire que l'on peut mettre en évidence sans maîtriser leurs fondements cognitifs. Il reste donc superficiel.

Cependant nous sentons, dans notre existence, le poids de ces savoirs latents qui la modulent de plus en plus. Le savoir joue un rôle dans la vie quotidienne autant par sa quantité que par son application. Institutionnellement, cela se traduit par le prolongement obligatoire de la scolarité et le développement de la formation permanente. Cette dernière est peut-être la chance de la profession infirmière qui se donne une seconde fois l'occasion d'admettre qu'elle a un savoir en continuant à le réfléchir.

Le savoir scientifique

Très souvent lorsqu'il est parlé de savoir, il est sous-entendu savoir scientifique. Celui-ci est vu comme s'appuyant sur des réalités démontrées, ou repérées avec fiabilité. C'est ce qui entend fonder la vérité scientifique, crédible car éprouvée et contrôlée. Ainsi dans le monde de la santé, la médecine a pris cette voie. Or est-elle unique ? Depuis Bergson, d'autres penseurs, tel Edgar Morin, font part d'une approche scientifique plus souple dans laquelle nos données professionnelles s'inscrivent : *(...) la connaissance scientifique a déterminé des progrès techniques inouïs, dont la domestication de l'énergie nucléaire et les débuts de l'ingénierie génétique. La science est donc élucidante (elle résout des énigmes, dissipe des mystères), enrichissante (elle permet de satisfaire des besoins sociaux et par là d'épanouir la civilisation) et, de ce fait, elle est justement conquérante, triomphante...* (1)

Malgré ces orientations plus larges, liées à la connaissance scientifique, le savoir a été contesté en France dans le travail infirmier réalisé.

Parler d'un savoir lié à une notion de travail semble une tautologie et une évidence. En effet, une profession, dans sa production de travail spécifique, s'appuie sur un ensemble de connaissances de haut niveau. Elle les développe elle-même de manière indépendante, c'est-à-dire qu'elle est instituée seule juge de la validité du savoir professionnel, telle la profession médicale.

Or, la notion de savoir lié à un travail et émise comme allant de soi, ne se retrouve pas actuellement, en France, à l'intérieur de la profession infirmière. Pour cette dernière, l'expérience nous oblige à appliquer une autre vérité : ce n'est pas parce qu'une infirmière exerce une activité infir-

---

(1) MORIN (E.), *Science avec conscience*, Paris, 1984.

mière qu'il lui est reconnu un savoir sur cette activité. Cette habitude de considérer la profession infirmière comme étant dépourvue de savoir est une des origines de la lenteur de l'émergence du savoir spécifique. Il est flagrant que notre profession ne peut s'exercer sans recourir à un savoir scientifique. Il ne suffit pas d'appliquer des protocoles ; encore faut-il comprendre gestes et situations et, surtout, pouvoir adapter l'acte à réaliser aux besoins spécifiques du malade. Cette adaptation exige une démarche intellectuelle et un diagnostic infirmier qui font bien appel à une base de connaissances scientifiques.

Il reste que les infirmières françaises ont peu l'habitude de se reconnaître un savoir propre. Pour elles, ce savoir, qui existe, reste à rassembler, car il y a de rares traces écrites face à beaucoup de connaissances transmises oralement. Il s'agit donc de reconstituer ce savoir en rapport avec les professionnelles en situation. Il tiendra compte plus facilement et sans risque d'être conçu comme objet extérieur à soi, de toute la connaissance riche mais souvent empirique du monde infirmier. Retracer par écrit cette connaissance devient urgent afin de la rendre diffusable et, par là, aider à la poursuite de l'effort d'émergence du savoir théorique et pratique de la profession.

Le sens du mot savoir reste ici à définir dans sa généralité avant de le cerner dans sa professionnalité infirmière. Une approche lexicale peut aider à en trouver les notions originaires.

APPROCHE LEXICALE

Les dictionnaires fournissent les différents sens du mot savoir qui peut être employé comme verbe ou comme nom commun.

Ainsi pour le dictionnaire Larousse : « Savoir » *vient du latin* sapere *: connaître, être instruit dans quelque chose, posséder un art, un métier, par exemple savoir l'anglais. Savoir est un ensemble de connaissances acquises, érudition, par exemple un homme de grand savoir. — Savoir est encore synonyme de culture, instruction. —*

Mais on dit aussi le savoir-faire : habilité à faire, réussir ce qu'on apprend, avoir de l'expérience : si je savais.

Alors que pour le dictionnaire étymologique Larousse, « Savoir » : *mot créé en 842 signifie serment. Il vient du latin populaire* sapere, *avoir une saveur ; en bas latin, savoir est employé avec une influence sémantique de* sapiens *et élimination du latin classique* scire.

Pour le *Dictionnaire de la langue pédagogique* de Paul Foulquier (P.U.F.), le mot « savoir » est vu comme *une science, c'est-à-dire connaissance rationnelle de la nature des choses, de leur origine et des rapports qu'elles ont entre elles. Elle se différencie de la connaissance vulgaire qui s'en tient le plus souvent aux faits sans aller bien loin dans la recherche des raisons et sans contrôler rationnellement des explications qui se présentent à l'esprit. — Savoir, vu en tant que verbe, signifie connaître : soit une connaissance intellectuelle (savoir le nom d'une personne, sa profession, celui d'une machine, son rôle), soit une connaissance pratique ou savoir-faire (savoir-manger), savoir par cœur n'est pas savoir (Montaigne I, 26,* Pléiades 185*). Savoir, vu aussi comme substantif : c'est un ensemble de connaissances acquises principalement par l'étude, synonyme de science : toutefois le savoir suppose des connaissances étendues relevant de divers domaines, mais par le fait même peu approfondies et non systématisées ; la science au contraire exige la systématisation et par suite, surtout de nos jours, est normalement spécialisée. Savoir est assurément nécessaire mais, pour un professeur, savoir enseigner est plus nécessaire encore.*

Dans le *Dictionnaire philosophique : vocabulaire technique et critique de la philosophie* d'André Lalande (P.U.F., 1972), nous trouvons le savoir dans le sens de *connaître. État de l'esprit qui connaît, relation du sujet pensant à un contenu objectif de pensée formulable, en une proposition dont il admet la vérité pour des raisons intellectuelles et communicables. Ce que l'on sait : ne se dit proprement en ce sens, que si les connaissances dont il s'agit sont assez nombreuses, systématisées et amassées par un travail continu de l'esprit.*

Dans la partie critique nous pouvons lire : *le savoir s'oppose à l'ignorance, à l'opinion, à la foi ou croyance. Le savoir ne doit pas être opposé au doute. — E. Leroux nous a signalé la distinction établie par J. Grote citée et louée par W. Jammes entre connaître et savoir, corres-*

pondant aux deux expressions anglaises : to know a thing, a man and to know such and such things about the thing, the man. *La première est une simple* acquaintance *ou familiarité avec l'objet connu ; elle se rapporte à la présentation, à la* vorstellung ; *la seconde est plus intellectuelle, elle comporte des concepts, des jugements, une sorte de science.*

Ce parcours lexical rapide montre que le terme savoir, employé comme verbe, peut aussi être suivi d'un autre verbe ou d'un mot constituant une locution et apportant ainsi des indications sur la nature du savoir.

Employé comme substantif, « savoir » signifie avoir acquis des connaissances étendues dans différents domaines, mais celles-ci sont peu approfondies. Le savoir peut être opposé à la science qui exige la rationnalisation des connaissances, voire la spécialisation. Le mot savoir, verbe ou substantif, fait, comme nous l'avons déjà signalé, partie implicite de notre quotidien : *je ne sais pas ce que tu veux dire* ou *il ne sait pas ce qu'il veut* ou encore *je sais jouer du violon...*

Dans la profession infirmière, il est courant d'entendre les personnes soignées s'adresser en ces termes à l'infirmière : *Mademoiselle, savez-vous ce que je dois faire pour dormir cette nuit ? Le comprimé n'a servi à rien... Que pensez-vous faire ? — J'ai mal quand je suis couché... Savez-vous pourquoi ? — Ma mère a pleuré et a peur... Savez-vous ce qui se passe ?*

Le médecin s'adresse également à l'infirmière en utilisant le mot savoir : *Savez-vous si M. Untel a eu son lavement ce matin ? — Savez-vous si M. Z... a eu de l'insuline à domicile ?*

Les personnes malades et les médecins font référence à quelques-uns des volets du « savoir-infirmier » comme nous le verrons plus loin.

Au terme de cette étude lexicale sommaire, nous nous trouvons devant deux voies : soit nier l'existence d'un contenu spécifique qui justifierait la locution « savoir-infirmier », soit élargir les limites du « savoir-infirmier », son sens et ses domaines.

A première vue, la négation du « savoir-infirmier » viendrait de ce que, avant d'être défini, précisé dans sa nature, justifié dans son utilité, il pourrait laisser supposer que tous ceux qui, de près ou de loin, ont à donner des soins à un malade, possèdent un savoir assimilable au

« savoir-infirmier ». Cela s'applique à la mère de famille, à l'assistante sociale, au médecin, au psychologue, à l'aide-soignante... et la liste n'est pas exhaustive. Il s'agit là d'une interprétation superficielle du « savoir-infirmier ». Il est vrai que certains soins simples peuvent être réalisés par une personne autre que l'infirmière, voire le malade lui-même, lorsque l'infirmière lui aura appris les gestes à faire. Par ailleurs, il nous faut admettre que, si nous voulons cerner le « savoir-infirmier », dont usent dans leurs activités les médecins, les travailleurs sociaux et les autres paramédicaux, nous aboutirions à la conclusion suivante : le « savoir-infirmier » est confondu avec le leur. Les gestes techniques faits par ces personnes s'apparentent à une partie du « savoir-infirmier ». Et c'est cela qui fait illusion. D'une telle conception du « savoir-infirmier », il résulte bien vite une confusion des idées dont le risque est d'aboutir à la négation du « savoir-infirmier ».

Reste l'élargissement... Le choix est vital pour la profession. La situation dans laquelle vit actuellement en France le « savoir-infirmier » n'est guère propice à son épanouissement. Cependant, si les infirmières osent faire usage de leur savoir en l'appelant savoir, elles se donneront la chance d'approfondir les données du fondement des connaissances qui gèrent leurs actes. Cet usage développera leurs capacités intellectuelles de discernement, de diagnostic, d'adaptation aux besoins du malade. Elles pousseront ainsi les limites du savoir et permettront à la face occultée de ce dernier, d'apparaître au grand jour.

Dans le premier cas, le « savoir-infirmier » n'est rien, car il disparaît dans le savoir dont usent ces professions. Dans le deuxième cas, le « savoir-infirmier » est bien un savoir spécifique. Alors, comment le « savoir-infirmier » peut-il exister comme tel ? Pour le comprendre, voyons comment se constitue un savoir.

CONSTRUCTION D'UN SAVOIR

Afin de nous donner les moyens de faire le parallèle entre le « savoir-infirmier » et les autres savoirs médicaux et paramédicaux, en vue d'éclairer notre approche du savoir pour en comprendre la construction, nous nous sommes inspirée d'autres sources que celles de la morale professionnelle ou de la technique.

Des auteurs tels que Gaston Bachelard, Jean Piaget, Edgard Morin, entre autres, s'interrogent sur l'histoire de la connaissance scientifique. Le savoir est représenté comme une aptitude à trouver la bonne solution plus rapidement.

Le savoir est fonction du temps, c'est-à-dire de l'habitude et de son perfectionnement. Il peut être mis en mémoire.

La conjoncture d'un besoin et la possibilité de répondre crée un savoir.

L'acquisition des connaissances, la compréhension, l'application, l'analyse, la synthèse et l'évaluation requièrent des capacités différentes de la part de l'individu (1), nous dit Bloom. Et ces différentes opérations sont les outils de l'esprit en travail d'acquisition de savoir.

La pédagogie et l'éducation sont deux modèles de réflexion dans lesquels puise notre approche du « savoir-infirmier ». Leurs principes reposent à la fois sur un apprentissage par la répétition, sur la motivation, l'attention, et sur l'aspect discriminatoire, c'est-à-dire la capacité de discernement, d'analyse et de synthèse à partir d'une situation précise, en vue d'une décision et d'une action pour agir sur cette situation (2).

Dans son livre *Psychologie et pédagogie* (3), Jean Piaget écrit : « *La connaissance consiste toujours en processus opératoires aboutissant à transformer le réel en action ou en pensée pour saisir le mécanisme de ces transformations et assimiler ainsi les événements et les objets à des synthèses d'opérations.* »

Ainsi le savoir se construit par confrontation d'idées nouvelles. Il se constitue avec le temps, car à la confrontation s'ajoute l'accumulation d'idées triées en fonction des besoins de savoir ceci ou cela. Il se construit autour d'un centre d'intérêt. Il suppose une méthode d'acquisition. La somme de ces connaissances ainsi recueillies forme le savoir en général.

---

(1) BLOOM (B.), *Taxonomie des objectifs pédagogiques*, 1969.
(2) BLOOM (B.), *ibid.*
(3) PIAGET (J.), *Psychologie et Pédagogie*, Paris, 1976.

Le véritable savoir, nous dit Gaston Bachelard (1), est basé sur un apprentissage continu. Cela doit commencer par une catharsis intellectuelle et affective, ce qui revient à dire que tout savoir, pour atteindre un degré d'objectivité suffisant, doit se dépouiller, dans notre esprit, des affects et charges émotionnelles résultant des circonstances dans lesquelles ce savoir est élaboré, et des obstacles qui ont décidé de sa nature.

Le savoir se construit aussi à partir de la révision des attitudes propres à l'individu, de ses valeurs en fonction de tout apprentissage. Il incombe à l'Homme, à travers son moi, de créer et de structurer des situations d'apprentissage selon les principes de plus en plus dégagés de la contingence et des données existentielles immédiates. Alors, s'élabore un savoir qui n'est pas destiné à éteindre la question qu'il fait naître.

Le savoir se bâtit à partir d'un requestionnement des lois générales.

Les étapes du savoir vont de la conviction intime, personnelle et affective à la connaissance élaborée offerte à la critique d'autrui et sans cesse épurée par celle-ci. Cette connaissance est soumise et resoumise à un processus de vérification.

Dans la profession infirmière, la constitution du savoir passe par ces obligations. Comme tout savoir, il se construit à partir d'un requestionnement des connaissances théoriques et pratiques acquises lors de sa formation, car il s'applique à une personne humaine dynamique et incomparable, réagissant de manière personnelle à la maladie. Le fait de se poser des questions introduit des idées nouvelles dans les situations de soins et oblige à faire des évaluations continues et des réajustements. Le savoir ainsi mis en mouvement devient moteur de changement. Aussi est-il indispensable de se référer à la notion de « savoir-infirmier » dès la formation afin de faire acquérir aux élèves la capacité de requestionner les connaissances acquises pour les intégrer dans les situations de soins, toujours différentes, laissant ainsi au « savoir-infirmier » sa dynamique, car un savoir achevé n'est pas un savoir.

Se questionner sur les différents concepts constitutifs du « savoir-infirmier » devient maintenant possible.

---

(1) Bachelard (G.), *La Formation de l'esprit scientifique*, Paris, 1972.

CHAPITRE 2

LE « SAVOIR-INFIRMIER »

Le « savoir-infirmier » sert la prestation offerte à l'Homme malade ou bien-portant ayant besoin de conseils ou de soins. Il prend racine dans la connaissance de l'individu en réaction à la maladie. Il touche donc toutes les dimensions de l'être humain quelque soit son état. Il suppose un cadre de référence théorique qui admette chez l'être humain les dimensions biologiques, psychologiques, spirituelles et sociologiques. Il suppose un certain accord sur des valeurs, des croyances, et des lignes de force en recentrant les actions infirmières vers les besoins de la population. Il établit donc une interrelation entre soignants et soignés et le champ social dans lequel les uns et les autres sont inscrits. Cela leur donne la possibilité de devenir les instigateurs de leur propre évolution.

Maintenant, il nous reste à identifier le « savoir-infirmier », à expliciter ses caractéristiques et à expliquer sa démarche, afin qu'il soit reconnaissable, sans erreurs comme « savoir-infirmier » par tous les partenaires sociaux, les usagers et les professionnelles elles-mêmes.

C'est à partir de ses propres caractéristiques que peut se dégager le savoir de la profession.

L'usage du « savoir-infirmier » demande d'abord d'admettre qu'il existe, puis, il oblige à avoir des repères pour l'identifier comme tel. Enfin ceci appelle un contrôle de cet usage. Notre thèse se propose d'offrir au monde de la santé français, l'occasion de découvrir la présence du « savoir-infirmier ».

Tout d'abord nous allons voir les concepts principaux sur lesquels s'appuie, selon nous, le « savoir-infirmier ».

LE « SAVOIR-INFIRMIER » ET SES CONCEPTS

Comme tout savoir, le « savoir-infirmier » se voit appliquer un cadre conceptuel. Ce dernier donne sens à son action.

Les termes qui nomment *les idées générales et abstraites, construites par l'esprit, soit à partir de l'expérience, soit à partir d'un contenu mental inné* (1), s'appellent concepts.

Ceux du « savoir-infirmier » sont formés à partir d'idées générales relatives à la vie et à la mort, aux perturbations en matière de santé que cet espace-temps comprend. C'est ainsi que le champ de réflexion professionnel s'appuie sur des doublets dont les sens sont extrêmes ou bien complémentaires. Quand il s'agit de définir l'action infirmière, nous sommes confrontés à malade/maladie, vie/mort, santé/maladie, diagnostic infirmier/action infirmière, soin/processus de soins, soigner/éduquer. Ces termes sont lourdement chargés de sens philosophique qui oriente toute la conception des soins et la manière dont ils vont être appliqués. Ce point d'orientation est capital car le « savoir-infirmier »

(1) QUILLET, *Dictionnaire encyclopédique*, 1972.

repose sur des concepts pour une part partagés avec d'autres professions de santé, dont la médecine en particulier. Ils sont partagés par obligation du lieu et du sujet-action, c'est-à-dire la personne soignée. Cependant la profession infirmière a des positions spécifiques quand il s'agit de la pratique et de la manière d'aborder chaque concept dans le détail. Or, par leur nature, certains détails corroborent la spécificité infirmière.

Par ailleurs, la preuve que ce partage n'enlève pas du domaine infirmier la notion de savoir, vient de l'insertion intime des actes infirmiers dans le processus de santé. La médecine, par ses choix, ne peut traiter en entier le problème de santé d'un malade. La personne soignée s'adresse au médecin pour obtenir diagnostic, traitement et guérison. Si le médecin prescrit en raison des deux premiers points, ses fonctions ne le chargent pas de l'application intégrale ni du quotidien de la surveillance. Or, l'enjeu est si grave, si prolongé dans le temps, si long dans l'application du traitement, si constant dans la surveillance et si répété pour de multiples patients, que son ampleur dépasse la seule pose d'un diagnostic médical et la prescription d'un traitement. D'où la présence infirmière qui prend le relais. Il reste en effet tout le champ d'application et le suivi des 24 heures (multiplié par la durée nécessaire à la guérison) qui s'oriente vers l'être humain lui-même et ses réactions. La situation soins entraîne de ce fait la répartition des secteurs d'action, lesquels requièrent des savoirs différents pour être gérer avec compétence. Dans le processus de santé, un autre savoir tient donc une place à côté du savoir médical. Il s'agit du « savoir-infirmier » qui répond aux besoins de maintenance de vie du malade et les traite.

D'ailleurs *pour que l'indication des expériences passées engendre des jugements vrais, il faut savoir reconnaître dans les multiples circonstances qui entraînent les expériences, celles qui sont déterminantes*, nous dit R.H. Pokin dans *Philosophie efficace* (1). Il en va ainsi pour les soins infirmiers. Par exemple, dans la circonstance guérison, les actes infirmiers sont déterminants au même titre que les actes médicaux. Seul, leur objet diffère. Rappelons que le

---

(1) Pokin (R.H.), Sholl (A.), Fels (G.-W.), *Philosophie efficace*, Paris, 1980.

médical traite de la maladie de l'Homme, et les soins infirmiers l'Homme dans la maladie.

La médecine, s'il faut la caractériser, ne peut être qu'une discipline disparue, et s'apparenterait par là à l'activité de certains ingénieurs, ou dépanneurs, doués pour le bricolage et l'invention (1). Par exemple, après une intervention, s'il n'y a pas d'actes infirmiers constants et quotidiens pour maintenir la vie, l'état du malade peut s'aggraver et il peut mourir. En effet, l'infirmière surveille les constantes biologiques, psychologiques, dépiste les signes cliniques permettant de déceler une complication. Elle applique le traitement médical. Par sa présence continue, elle répond aux besoins psychologiques et de sécurité du malade. Elle peut diminuer l'angoisse, la souffrance d'un opéré déshydraté, en passant une compresse humide sur ses lèvres ou en faisant un soin de bouche, tout en lui fournissant les explications nécessaires pour que le malade accepte sans angoisse la diète hydrique. Cet exemple met en évidence que la réflexion et la recherche nt partie intégrante de la pratique quotidienne de l'infirmière, pour que celle-ci puisse répondre de manière efficace à un problème de santé précis. Il y a interférence entre un savoir gnostique et un savoir pathique. Ceci permet d'établir la relation interpersonnelle infirmière/malade conjointe à une relation personne malade/environnement. Ainsi, l'Homme souffrant a la possibilité d'assumer dans son dynamisme évolutif la maladie qui le touche. La relation soignant/soigné apparaît comme une approche holistique de la santé, c'est-à-dire s'attachant à une vision globale de la santé qui considère, comme le fait Edgard Morin (2), *l'individu comme un tout qui est plus que la somme des parties et dont les différentes parties sont indissociables et doivent par conséquent toutes être considérées dans le processus thérapeutique.*

Les concepts qui fondent, pour nous, le champ de notre profession sont donc utiles à repérer pour comprendre le sens de leur insertion dans la notion de soins et, par là même, au « savoir-infirmier ». Nous reposons volontiers le « savoir-infirmier » sur des concepts de vie, pour laisser

---

(1) ISRAËL (I.), *La Décision médicale*, Paris, 1980.

(2) MORIN (E.), cité par Mme Raine (S.), Cours de soins infirmiers, IIFSCS, Département d'enseignement infirmier supérieur, Lyon, mars 1979.

aux professionnelles le temps de prendre conscience qu'elles possèdent un savoir propre d'où peut naître une recherche infirmière. Ceci est l'inverse de ce qui se passe dans d'autres pays qui, eux, sont partis de la recherche infirmière pour aboutir à un « savoir-infirmier ». Le savoir peut être considéré sous différents angles. Il nous a semblé intéressant, pour permettre à l'infirmière française de sortir de l'auxiliariat médical, de bâtir le « savoir-infirmier » en partant de notions connues de tous et concernant la personne humaine, malade ou bien-portante. L'élaboration de l'enseignement infirmier, à partir de la notion de « savoir-infirmier », définit par les concepts, oblige l'infirmière à se connaître elle-même d'abord, puis à comprendre les autres. C'est la raison pour laquelle nous avons choisi de partir de concepts pour définir le « savoir-infirmier », plutôt que d'essayer de faire de la recherche, alors que la profession n'est pas reconnue autonome en France. Le savoir-infirmier ne peut donc être reconnu que s'il possède un contenu et une définition. Ces éléments permettront de jeter une lumière neuve sur la profession infirmière en faisant apparaître sa dimension cachée : l'investissement intellectuel utilisé tous les jours pour soigner et guidant vers une recherche.

Cependant il est important de noter que, pour nous, il n'existe pas d'opposition réelle entre santé et maladie, vie et mort. Il nous semble qu'aujourd'hui, où l'on cherche de plus en plus à soigner la personne, hospitalisée ou non, dans sa globalité, raisonner en termes de santé opposée à maladie, de vie opposée à mort, d'une manière aussi cartésienne que cela a été fait jusqu'à présent, serait une grave erreur et empêcherait toute évolution.

Ce clivage qui existe actuellement entre santé/maladie, vie/mort, banalise l'être humain dès son entrée à l'hôpital en le réduisant à sa maladie et en le divisant en spécialités. Edgard Morin écrit : *L'être humain n'est qu'un système mais aussi un système. Il n'est jamais entièrement ouvert, ni entièrement fermé* (1). Ross Kubler dit : *La mort de l'Homme s'effiloche en certains nombres de processus physiologiques derrière lesquels se cache l'événement personnel de la mort.* Alors peut-on parler de santé, vie,

(1) Cité par Raine (S.), Cours soins infirmiers, IIFSCS, Département d'enseignement infirmier supérieur, Lyon, 1980.

mort, maladie, en attribuant à chacun de ces termes un caractère absolu et isolé ?

La santé implique la maladie ; la maladie, la santé. La vie implique la mort et la mort, la vie. Cela revient à dire qu'il y a interpénétration entre les quatre termes, et qu'ils sont en permanence quatre hôtes pour l'Homme. Ainsi la santé existe sous plusieurs formes, de même que la maladie, la vie, la mort. Si nous comprenons cela, alors les soins infirmiers seront dispensés d'une manière adaptée, efficace et satisfaisante. La personne soignée sera considérée comme un être humain faisant partie d'un tout, qui est la vie, *sa* vie. Dans cette dernière s'est inscrite la mort dès l'heure de la naissance. L'usure de la vie s'appelle vieillissement... mais aussi maladie. Il n'y a pas de dichotomie entre ces termes mais une interaction. De ce fait, le passage obligé pour les soins infirmiers est de prendre une dimension plus large et d'entraîner une collaboration entre les différents travailleurs sociaux.

D'après le dictionnaire Larousse, la vie signifie : *Activité, mouvement, chaleur, résultat du jeu des organes concourrant au développement et à la conservation du sujet*. Toujours d'après ce même dictionnaire, la mort *est la cessation définitive de la vie, un grand chagrin, une tristesse profonde*. La maladie correspond *à une altération de la santé ; elle gêne l'Homme, dans l'existence de la vie*. La santé, c'est *l'état de celui dont les fonctions ne sont troublées par aucune maladie*.

Dans le concept « savoir-infirmier », nous ne nions pas le sens de ces termes ni les termes en eux-mêmes. Nous contestons leur emploi sous forme unique, les opposant les uns aux autres. Pour une facilité de lecture, nous sommes amenée pourtant à considérer chaque concept séparément.

1. La vie

La vie est le résultat des fonctions biologiques d'un corps. C'est exister, penser, user de ses sentiments, de ses énergies. Ce n'est pas ce qui finit avec la mort et la mort n'est pas l'échéance finale de la vie uniquement. La vie est la condition présente et animante du quotidien, un chemin que l'être humain parcourt, sur lequel il rencontre des joies, des plaisirs, des obstacles. Chaque personne a des capacités d'adaptation différentes, selon ses propres perceptions, attentes et besoins du moment. Cela dépend aussi de la constitution de la personnalité, de la culture et des valeurs auxquelles l'être humain se réfère... Goethe disait : *Vivons toujours, cela s'arrangera.*

Pour nous, la vie est donc à la fois une vie biologique, animale, végétale, humaine. Et la vie de l'être humain est composée de vie, de l'esprit, du corps, de sentiments, de santé mentale, physique, affective, de maladies somatiques ou psychiques, de mort affective ou biologique. Et, les soins infirmiers doivent tenir compte de cet ensemble, tant comme ressources que comme lieu de prévention ou de cure.

2. La santé

La santé opposée à la maladie n'existe pas. Elles sont inscrites l'une dans l'autre. Il y a une personne qui souffre de quelque chose à un moment donné. De ce fait, il n'existe pas non plus de santé mais un état de santé qui comporte des valeurs positives et des valeurs négatives. Les valeurs positives représentent l'harmonie des fonctions de l'organisme, l'évolution dans un équilibre avec le milieu, l'équilibre des excitations, des réactions. La santé est donc ce qui permet à l'Homme de s'adapter de façon constante à ce qui le met en déséquilibre. C'est l'unité dont il était question dans les pages précédentes. Ainsi, une personne aveugle ou porteuse d'un anus iliaque, ou souffrant de paraplégie, n'a été qu'un temps un malade. En effet, dès qu'elle a su s'adapter à ces situations difficiles que représentent les valeurs négatives de l'état de santé qui s'affrontent dans l'organisme, elle n'est plus une personne malade, car elle a appris à vivre avec son handicap. Ces valeurs négatives, nous les rencontrons tous les jours, sous des formes diverses, car les événements de la vie quotidienne ne répondent pas automatiquement à nos désirs, et nous ne tenons pas toutes les commandes de notre vie organique. En nous, il y a tous les jours un affrontement entre les différentes valeurs. La santé existe sous des milliers de formes ainsi que la maladie, la vie, la mort.

Bien que la notion de santé soit en train de changer et ne soit plus considérée comme un état, mais comme un cheminement, le public en est resté au stade de la définition donnée par l'OMS à Genève en 1967 : *État complet de bien-être physique et social et non seulement absence de maladie et d'infirmité.*

D'autres conceptions de la santé ont été données par des professionnels : *la santé est une adaptation complète du milieu de vie, une capacité de faire face aux divers facteurs de l'environnement...* (1).

La santé est l'aptitude à exercer efficacement les fonctions requises dans un milieu donné, et, comme ce milieu ne cesse d'évoluer, la santé est un processus d'adaptation continuel aux innombrables microbes irritants, tensions et problèmes auxquels l'Homme doit faire face chaque jour (2).

Conduisant à penser l'Homme dans sa globalité, toutes ces définitions peuvent aider les infirmières à appréhender la dimension nouvelle de leur rôle : cerner l'être humain en tant qu'individu unique placé sur un *continuum* de vie, ayant des possibilités pour répondre à ses besoins de santé et animé de désirs, de forces puissantes, d'instinct de vie.

Par ailleurs, à travers les programmes de formation, nous avons pu constater que se sont développées des conceptions de soins nouvelles, en rapport avec une conception nouvelle de l'Homme. Ce dernier est considéré comme un être biopsychosocial, ce qui donne une autre dimension aux soins. Ceux-ci s'adressent à la personne et non pas à la maladie uniquement. Ainsi les professionnelles sont-elles appelées à se servir, dans leur application des soins, d'autre chose que de la seule technique.

3. La maladie

La maladie est un stress, une pierre levée sur le chemin de la vie.

Une désintégration de la personne peut se produire sous l'influence de la souffrance, un changement de vie,

(1) Dubos (R.), *Santé et maladie*, 1965.
(2) Morin (E.), *La Nature de la nature*, Paris, 1977.

une hospitalisation, une inquiétude entraînée par des problèmes familiaux, professionnels. Le sujet réagit à cet imprévu selon ses capacités propres et avec les composantes organobiologiques, psychologiques, affectives, qu'il a reçues à la naissance ou fabriquées au fil de sa vie. Une unification, c'est-à-dire une construction, une restructuration de la personne intervient sous l'influence de la stimulation des mécanismes de défense, de la mobilisation de ses capacités d'adaptation à son handicap transitoire ou définitif, de la création d'un milieu favorable (chaleur, acceptation, compréhension ou lutte efficace, restructurante). Si la situation est très difficile, le sujet ne trouve pas le moyen de refaire son unité. Le trouble se focalise, et finit par se réengendrer. Si l'atteinte est grave, l'individu a recours à l'hôpital. Le personnel soignant et technique doit alors lui donner les moyens d'intégrer sa souffrance à un niveau adapté où elle pourra trouver une nouvelle place, et le soigné, refaire son unité. Les soins s'adressent bien de ce fait à une personne et non à une maladie.

La maladie peut être vue comme un état morbide, entraînant ou non un arrêt de travail limité ou définitif, une visite médicale avec diagnostic et traitement. Ce dernier peut être ambulatoire. Si le cas est très perturbant, l'hospitalisation est envisagée avec traitement médical et soins infirmiers curatifs.

La maladie peut être vue comme un obstacle au processus de vie que les soins infirmiers ont essayé de remettre en mouvement. La maladie peut être un refuge pour échapper momentanément à un problème trop prégnant. Quelquefois, les symptômes sont tels qu'ils entraînent une impossibilité de vivre... c'est-à-dire, la mort.

4. La mort

Libérer la mort et la réintégrer au devenir social (...) fera plus que tout autre pour changer notre vie (1).

Si la mort n'est pensable ni avant, ni pendant, ni après, quand pouvons-nous la penser (2) ?

---

(1) ZIEGLER (J.), *Les Vivants et la mort*, Paris, 1975.
(2) JANKÉLÉVITCH (V.), *La Mort*, Paris, 1977.

Aujourd'hui la mort est refoulée, maudite. Fuir la mort est la tentation de l'Occident, dit Philippe Ariès, *mais c'est un fait culturel, car au Moyen Age la mort faisait partie des choses acceptées dans la période de vie...* (1).

La mort est inscrite en nous dès la naissance. Comme la vie, la mort existe sous différentes formes. Il ne faut pas uniquement voir la mort-événement. La vie est faite d'une multitudes de morts : physique, relationnelle, affective, mort partielle (perte d'un œil, d'un membre). L'homme peut aussi vivre des morts relationnelles avec la rencontre du négatif, c'est-à-dire la fermeture de l'autre à ses attentes ou à ses apports. La mort se produit chaque fois qu'il y a cessation de l'activité organisée. Si cette désorganisation de l'organisme a été plus loin que ce que la personne pouvait donner ou réparer, alors la vie a atteint la fin du chemin.

Cela nous montre que *l'activité infirmière place celle-ci au cœur de la vie et de la mort, là où les sciences ne suffisent plus, puisqu'elles sont muettes en ce qui concerne la question fondamentale de la vie* (2).

Donc le « savoir-infirmier » doit tenir compte de ces différents aspects et ne pas tomber dans le dualisme du tout ou rien. Et, pour cela, il doit permettre de voir l'Homme avec un présent, un passé, un avenir, et non lui mettre une étiquette de malade qui le fige dans une situation alors que celle-ci n'est qu'une étape.

5. Le malade

Le concept malade entrant dans la composition du « savoir-infirmier » ne se réduit pas à la seule définition donnée par le dictionnaire Larousse : *Qui éprouve quelques altérations dans sa santé, qui a tel ou tel organe en mauvaise santé*. Il ne s'agit pas non plus d'une personne sans passé soumise au savoir scientifique, au pouvoir médical, voire au pouvoir infirmier.

Pour nous, ce concept véhicule une autre réalité : celle d'un Homme, être biopsychosocial avec une histoire per-

(1) ARIÈS (Ph.), *Essais sur l'histoire de la mort en Occident*, Paris, 1975.
(2) POLETTI (R.), *Soins infirmiers : actes responsables ou gestes routiniers*, conférence CCPS, Paris, 1979.

sonnelle, des droits, des devoirs, des croyances propres, capable de se prendre en charge. Il n'est pas à voir comme un être à part, en marge de la société. Cet Homme est placé sur une trajectoire qui commence à un moment donné avec la naissance. On ne sait pas très bien jusqu'où elle va ni comment. A un certain moment elle arrive à son terme... la mort.

Le concept « malade » englobe les quatre précédents. Il fait comprendre que la personne qui franchit le seuil d'un service hospitalier est la même que celle qui, quelques minutes auparavant, était encore dans les rues de la ville. Elle n'a pas laissé son statut de bien-portant à la porte de l'hôpital pour revêtir celui de malade. Si nous comprenons cela, nous avons fait un grand pas en avant et saisi l'essence des soins infirmiers.

Cette manière de concevoir la vie, la maladie, la santé, la mort, évitera à l'infirmière d'être écrasée par le poids des *il faut*, *on doit faire* à la place du malade. Elle laisserait à ce dernier la liberté d'être. La notion que la personne soignée n'est pas un malade mais un être humain souffrant de quelque chose permettra à l'équipe de mobiliser l'énergie de la personne soignée et celle du soignant au bénéfice des deux parties. Le « savoir-infirmier », s'appuyant sur ces concepts dynamiques, conduit l'infirmière à rechercher en permanence des moyens pour rétablir un équilibre entre les pulsions animant l'individu et les désirs de ce dernier. L'infirmière découvrira des techniques non médicales permettant au malade de mobiliser les énergies restantes vers un mieux-être. La soignante pourra davantage travailler en relation avec le soigné, la famille, le personnel extra-hospitalier.

Nous constatons que la santé implique la maladie, la vie la mort, la mort la vie. De temps en temps, l'un l'emporte sur l'autre, et place le sujet dans l'incertitude de sa condition humaine. L'Homme n'est pas un être stable, mais il recherche en permanence un équilibre : *il est relié par tous les sens à tout ce qui l'entoure. Suivant qu'il est à un moment donné, il réagit et s'en émeut différemment* (1).

Il y a donc des degrés différents dans tous ces concepts et il ne faut pas les négliger.

---

(1) TRÉMOLIÈRES (J.), *Partager le pain*, Paris, 1977.

La disparition de cette ségrégation vers laquelle tend le « savoir-infirmier » réagit d'ailleurs sur les valeurs conceptuelles des mots vie, mort, maladie, santé, malade. Si ces termes s'excluaient mutuellement, comment alors passer de l'un à l'autre ?

Ces concepts n'ont pas de frontière aussi franche. Ils sont séparés par des domaines non délimitables.

La dynamique de ces concepts permet d'accepter la personne soignée dans sa singularité et de la soustraire à la dépendance du soignant. Si l'infirmière tient compte de tous les éléments entrant pour une part dans la composition du « savoir-infirmier », la relation soignant/soigné changera.

Mais que signifie alors soigner ?

6. Soigner

Nous donnons au terme soigner quatre significations.

— Aider par des moyens techniques et infirmiers la personne malade à maintenir sa vie grâce à ses ressources personnelles, en dépit de la crise engendrée par le déséquilibre dû à la maladie. Crise dont la gravité peut entraîner un bouleversement des habitudes de vie et obliger à trouver une nouvelle adaptation.

— Essayer de procurer à l'individu hospitalisé des soins dignes de l'être humain qu'il est.

— Réveiller en lui son sens des responsabilités vis-à-vis de sa santé, son avenir, sa famille et lui donner les moyens d'agir.

— Orienter, à partir d'une analyse de situation avec lui, son mode de vie aussi bien dans ses habitudes alimentaires que dans son comportement physique, mental, social, ou dans ses attitudes face aux moyens que la condition moderne met à sa disposition pour garantir son bien-être total.

Soigner en général n'est pas l'apanage d'une seule infirmière mais le travail de toute l'équipe, et demande disponibilité et organisation dans la manière de soigner.

Les professionnelles s'interrogent et concluent :

Soigner n'est pas un acte isolé, mais englobe toute la vie quotidienne des personnes vivant dans un milieu donné.

Soigner, c'est extraire un symptôme pour le traiter, mais cela exige également de situer le problème dans un processus de santé/maladie. C'est l'identification du soin qui se fait dans le contexte de vie.

Soigner, c'est discerner la nature des problèmes posés, mais aussi redécouvrir les ressources qui peuvent exister tant auprès des individus eux-mêmes que de leur entourage, des institutions sanitaires et sociales et des travailleurs sociaux et sanitaires (1).

Nous faisons nôtre cette définition du terme soigner car elle fait apparaître l'interaction avec la personne soignée. En effet, vu sous cet angle, soigner oblige l'infirmière à s'interroger sur le sens de ce qu'elle voit, à se poser des questions, à réfléchir sur ce qui lui paraît insolite, à supporter les désordres et les imperfections du développement d'un concept. Ceci la conduit ainsi à identifier, décrire, définir, classer les phénomènes en soins infirmiers et décoder leur signification, et développer par le fait même des interventions en soins infirmiers efficaces fondées sur l'interrelation soignant/soigné et la recherche infirmière.

7. Le soin infirmier

Plusieurs définitions des soins infirmiers sont avancées. L'ANFIIDE les définit comme suit : *Ensemble organisé d'actions prévues ou adaptées par l'infirmière visant à répondre aux besoins de santé d'un individu ou d'un groupe dans le domaine préventif, curatif, de maintenance et de réhabilitation.*

Dans les revues professionnelles, les soins infirmiers sont présentés ainsi : *Le soin infirmier procède de l'analyse de situation utilisant des recueils de données biopsychologiques et sociales et des prescriptions médicales. (...) le soin infirmier équivalent de service de santé rendu à la société.*

Distribuer des soins infirmiers, c'est élargir le geste curatif médicalisé, le plus souvent individuel, jusqu'à la totalité de ce qui doit être : un soin infirmier faisant participer l'individu, le groupe, à partir de son savoir, de sa culture, de ses habitudes, cherchant avec lui, avec la communauté, les moyens pour être en bonne santé.

---

(1) Revue *Soins, Revue de l'Infirmière, Infirmière Enseignante*, 1967 à 1984 ; *Cahiers de l'AMIEC*, 1976 à 1984.

Les soins infirmiers prennent en compte, non pas l'organe atteint ou la maladie isolément, mais l'ensemble des problèmes posés par une atteinte fonctionnelle ou une détresse physique ou psychologique qui frappe une personne et sa famille.

Le soin infirmier consiste donc à mettre à la disposition de la personne soignée les moyens infirmiers qui l'aident à passer le cap de son déséquilibre. Ensuite, l'objet du soin est de ramener le malade vers une prise en charge de lui-même. L'infirmière pendant tout ce temps tient compte des besoins coutumiers du patient et de ceux liés à la pathologie.

En résumé, *le soin infirmier est une réponse à un besoin ou une attente du malade, un acte accompli en vue de lutter contre la maladie ou les perturbations qu'elle provoque. (...) Il se fonde sur les lois qui président à la santé avec laquelle ils se confondent car ils sont en réalité de même nature, qu'ils s'adressent aux bien-portants ou aux malades* (1).

La vie trépidante d'aujourd'hui compromet, souvent avec brutalité, notre équilibre physique et psychologique, et ces à-coups finissent par mener à l'angoisse, pire encore à la névrose, à la maladie. Tout pose problème : le travail, la famille, la société et même les loisirs. Aucun remède n'existe, pense-t-on, souvent en dehors des tranquillisants. Aussi le soin infirmier, puisant sa source principale dans les différents concepts, qui, pour nous, constituent le « savoir-infirmier », permet à l'infirmière d'apporter les moyens à la personne soignée d'atteindre un certain équilibre, de s'y maintenir en tenant compte du contexte, et des possibilités du malade en laissant l'interaction soignant/soigné s'installer par une réflexion en commun. En effet, le « savoir-infirmier », donnant un cadre conceptuel au soin infirmier, offre la capacité de soigner en se fixant sur un fait puis de s'en détacher, d'utiliser une approche puis une autre, tout cela sous la forme d'un va-et-vient continuel. Le soin infirmier exige la confrontation permanente entre le senti et le ressenti : autrement dit entre ce qui siège dans le monde extérieur et requiert l'objectivité, et ce qu'énonce le monde intérieur de notre subjectivité. Il y a donc régulation permanente d'interactions entre le monde

(1) NIGHTINGALE (F.), in *Note of Nursing*, cité par M.-F. Collière dans *Promouvoir la vie*.

du soigné et celui du soignant. Cela constitue le point de départ d'une recherche infirmière.

L'application du soin infirmier engendre le rôle de l'infirmière.

8. Le rôle propre de l'infirmière

La loi du 31 mai 1978 (1) et le décret d'application du 17 juillet 1984 (2) reconnaissent à l'infirmière diplômée une compétence lui permettant de donner des soins infirmiers. Ils incluent :

— les soins infirmiers exécutés sur prescription ou conseil médical,

— les soins qui relèvent de l'initiative de l'infirmière, en application du rôle propre qui lui est dévolu : *Relèvent du rôle propre de l'infirmière des soins liés aux fonctions d'entretien et de continuité de la vie et destinés à compenser partiellement ou totalement un manque d'autonomie de la personne. L'infirmière a l'initiative de ces soins et en organise la mise en œuvre (...).*

Au rôle de l'infirmière, qui procède de l'application de cette notion de soins infirmiers, s'ajoute la manière personnelle de traiter ce rôle. En plus, selon la situation, chaque professionnelle garde l'initiative quotidienne d'apporter ou non à son attitude propre des modifications et améliorations qu'elle juge utiles pour mieux répondre à l'attente du malade, de sa famille, mais aussi à celle des autres membres de l'équipe. En effet, nous portons toutes en nous nos propres valeurs, nos propres croyances auxquelles nous sommes attachées, et qui nous permettent d'enrichir notre conception du soin infirmier et de soigner d'une façon personnelle. Ce sont nos propres valeurs qui nous autorisent à prendre position par rapport à une personne, à une situation précise. Nos actes infirmiers sont guidés par ces valeurs, qui nous permettent de comprendre qu'au-delà de la technique il est important de voir le malade à la manière de Saint-Exupéry, qui dit qu'*on ne*

(1) Loi n° 78-615 du 31 mai 1978, *Journal Officiel*, 1er juin 1978.
(2) Décret n° 84-689 du 17 juillet 1984, *Journal Officiel*, 24 juillet 1984.

avec le cœur. Cette remarque n'est nullement devant nous s'ouvre l'ère de l'informatique. de l'infirmière est celui d'une professionnelle ayant la maîtrise par compétence, réflexion, sens de la responsabilité, de ce qu'elle doit faire ou ne pas faire auprès du malade pour le soigner, et pas seulement traiter la maladie. Or, pour exister, cette attitude professionnelle appelle un savoir. Il est donc important que l'infirmière ait conscience de l'existence d'un savoir propre dans sa pratique quotidienne. En effet, les concepts servant de cadre théorique au « savoir-infirmier » sont indispensables pour permettre l'approche globale d'une personne soignée. Consciente de posséder un savoir portant sur des concepts connus et clarifiés, l'infirmière osera s'affirmer lorsque la situation deviendra difficile, les aspects psycho-émotionnels préoccupants et la dimension spirituelle apparente rapidement. Son savoir lui permettra d'échanger sans honte les informations qu'elle détient. Ces dernières seront traitées, stockées ou réutilisées.

L'attitude professionnelle repose sur la recherche de l'écart entre l'état présenté par le malade et la normalité (ou ce qui tient lieu de normalité), ou l'écart entre les problèmes identifiés et leur résolution. Peut-on alors parler de diagnostic infirmier ?

9. Diagnostic infirmier

Si nous nous référons à la définition donnée par le dictionnaire Larousse, diagnostic signifie *identification d'une maladie par ses symptômes. Diagnostic vient du mot grec connaissance.* C'est à ce titre que l'infirmière peut poser un diagnostic. En effet, elle fait appel à l'observation de la situation, à l'évaluation et à la relation avec le client. Elle identifie le problème en étudiant les réactions du malade face à la maladie. Elle étudie aussi l'influence de différents facteurs sur le comportement du malade dont la vie est changée en raison de l'intrusion de la maladie. Et dans cette lutte pour la maintenance de la vie, le regard que porte l'infirmière et le médecin reste différent et conduit à des résultats d'actes différents.

Le diagnostic infirmier consiste donc dans une analyse constante faite par l'infirmière de :

— l'état du malade en réaction à la maladie,

— des possibilités ou ressources du malade en fonction de son potentiel de santé pour faire face à la maladie,

— l'estimation du soin infirmier offert soit par l'infirmière, soit par l'équipe des soignants.

Le diagnostic est modifiable en fonction des réactions de l'individu. En cela, il est différent du diagnostic médical qui, lui, demeure constant tout au long de la maladie et se résume en termes de pathologie.

Diagnostic signifiant connaissances et les deux professions (médicale et infirmière) étant basées sur des connaissances différentes mais complémentaires, elles peuvent toutes deux poser un diagnostic, chacune selon son niveau de compétence. Le tableau n° 1 expose la comparaison entre les deux diagnostics. Il indique la nature de chacun et met en évidence leur complémentarité.

Diagnostic infirmier	*Diagnostic médical*
1. S'adresse à la personne.	1. S'adresse à la maladie.
2. Décrit les réactions de l'individu face au déséquilibre de la maladie.	2. Décrit le processus de la maladie.
3. Oriente vers l'individu.	3. Oriente vers la pathologie.
4. Se modifie selon les réactions de l'individu.	4. Demeure constant tout au long de la maladie.
5. Guide les actes infirmiers autonomes, les soins infirmiers et l'évaluation.	5. Guide l'acte médical, lequel est parfois délégué à l'infirmière.
6. Est complémentaire du diagnostic médical.	6. Est complémentaire du diagnostic infirmier.
7. Ne possède pas de classification universelle : ce système est en voie de recherche et de développement.	7. Possède un système de classification bien développé, accepté par la profession médicale.

Tableau n° 1. — Différence de nature entre le diagnostic infirmier et le diagnostic médical (1)

Accepter un diagnostic comme un acte qui concrétise le « savoir-infirmier » est certes une innovation assez radicale. Mais ce diagnostic a en fait toujours existé empiri-

---

(1) Riopelle (L.), *Les Soins infirmiers*, conférence, Paris, 1984.

quement. Il sert le « savoir-infirmier » et, par là, l'action infirmière.

10. L'action infirmière

C'est à partir des situations de soins qu'il faut rechercher cette action.

L'activité soignante revêt en plus de l'aspect technique, un aspect relationnel important. En effet, l'infirmière entre dans l'intimité de la personne soignée, par exemple par le toucher. Le *toucher est différent des autres sens car il implique toujours la présence conjointe du corps que l'on touche et notre propre corps avec lequel nous touchons* (...) (1). Un autre lieu de contact intime est la connaissance que peut avoir l'infirmière des pensées et réactions du malade par rapport à ses espérances, ses peurs, son courage, sa faiblesse. Un être humain se révèle tout entier dans ces moments où la souffrance lui redonne une entière authenticité en lui enlevant tout masque.

La connaissance infirmière des signes recueillis sur la personne dans ces instants d'informations intenses, doit lui permettre de comprendre et de mettre en œuvre l'action d'aide nécessaire au malade, qui n'est pas toujours d'action... mais peut être aussi une écoute chaleureuse ou un silence attentif.

Ce qu'il est important de noter, c'est que le rapport s'établit de personne à personne et non de personne à objet. L'action infirmière est donc basée sur une réflexion infirmière à propos d'une situation donnée, ayant pour centre une personne qui vit sa maladie. Cette réflexion constitue un acte personnel de la part de l'infirmière, qui reconnaît les éléments essentiels d'une situation lui permettant de mieux l'orienter et de mieux la comprendre. Ainsi met-elle en place une action d'aide, qui sera à suivre dans son évolution et sa qualité de réalisation. Ce suivi s'applique autant à l'acte matériel qu'à l'acte d'aide, qui englobe aussi l'accompagnement aux mourants. L'un et l'autre sont interdépendants pour la réussite des soins. Cette dernière se mesure soit par la fin de la maladie, soit

---

(1) MONTAGU (A.), *La Peau et le toucher : un premier langage*, Paris, 1979.

par le maximum de récupération d'autonomie organique ou motrice, soit par une mort digne, soit par le degré de contentement du patient.

Pour que ce contentement existe, profond et authentique, le malade aura accepté que l'attitude des infirmières l'aide à se sentir partie prenante dans la lutte pour ce qu'il est convenu d'appeler la guérison. Alors l'acte infirmier aura atteint son but. Pour y arriver, l'infirmière emploie le processus de soins.

11. Le processus de soins

Il permet de répondre de façon dynamique aux besoins de la personne malade, qui est dans l'impossibilité de faire face seule, momentanément, à une situation de déséquilibre. Il peut s'agir d'une personne hospitalisée ou non.

Il comprend une série d'étapes indispensables pour distribuer des soins adaptés au client qui est considéré comme partenaire des soins et y participe.

Il suppose une suite ininterrompue d'actions infirmières variant régulièrement et par degré, tenant compte des réactions de la personne soignée face à la maladie. Il implique donc une progression dans l'application des soins en permettant d'introduire et de gérer les changements.

Le processus de soins est une démarche intellectuelle se basant sur différentes théories et un cadre conceptuel. Sœur Callista Roy le définit comme suit : *Méthode de résolution de problèmes comprenant le recueil de données, l'identification des problèmes, les approches de sélection et d'exécution, ainsi que l'évaluation des résultats en relation avec les personnes malades ou pouvant le devenir* (1).

Le processus de soins est donc une démarche intellectuelle guidant les diverses étapes relatives à l'organisation des soins.

(1) Roy (C.), *Introduction aux soins infirmiers. Le modèle de l'adaptation*, Genève, 1983.

Les onze concepts du « savoir-infirmier », qui viennent d'être évoqués, sont les constituants du cadre conceptuel de la profession infirmière. Il est utile de noter que les concepts, sur lesquels repose le « savoir-infirmier », ne nous appartiennent pas en propre. Ils sont empruntés à la psychologie, la sociologie, la métaphysique. Par ailleurs, ils sont partagés avec les autres professions de santé et tout particulièrement avec la médecine. Cependant il ne faut pas nier leur importance quant à leur utilité dans l'activité infirmière, car ils permettent de trouver dans le « savoir-infirmier » la voie d'accès pour résoudre le problème de santé d'une personne donnée à un moment précis de son existence. La partie qui revient aux infirmières reste donc spécifique. En effet, le soin infirmier appliqué prend en compte la globalité de la personne (malade et maladie). Le but est d'aider à repenser les besoins du soigné et programmer avec lui un plan d'actions soignantes, orienté vers la résolution des problèmes et la rééquilibration permanente des soins.

Dans son livre *Théories et concepts*, Rosette Poletti écrit qu'il faut *développer un cadre conceptuel utilisable pour notre profession (...). Il faut ensuite faire sienne une théorie, l'intégrer dans la pratique, l'utiliser comme trame dans les plans de soins et l'enseignement que nous élaborons* (1). Partant de là, le cadre théorique du « savoir-infirmier » et ses onze concepts énumérés précédemment répondent bien à cette nécessité. En effet, ces concepts fournissent une vision scientifique du « savoir-infirmier », car ce dernier ainsi constitué s'appuie sur les sciences telles que la biologie, l'anatomie, la pathologie, la physiologie, la microbiologie et les sciences humaines. Une théorie des systèmes ouverts semble donc indiquée pour accueillir le cadre théorique du « savoir-infirmier », le renforcer et le compléter.

Ces cadres conceptuels permettent au « savoir-infirmier » de prendre vie, de mettre en évidence sa spécificité, d'être intégré dans la pratique et la formation. Le soin infirmier acquiert donc un sens ample en prenant racine sur une organisation des soins, basée sur une approche systémique des situations.

Il peut paraître insolite de vouloir rapprocher tous ces concepts sous le vocable « savoir-infirmier ». Cependant,

---

(1) POLETTI (R.), *Soins infirmiers. Théories et concepts*, Paris, 1978.

en analysant ce que recouvre ces deux termes, on s'aperçoit que le premier « savoir » exprime, comme nous l'avons vu, de nombreuses connaissances dans les domaines scientifiques et technologiques, alors que le deuxième « infirmier » évoque le service au malade et toute la subtilité de la nature humaine. Cette dernière acceptation est toujours en vigueur dans le milieu médical et infirmier. En conséquence, puisque nous acceptons l'idée qu'« infirmier » signifie service au malade, il nous est plus simple de rassembler cette image sous la notion de « savoir-infirmier ». En effet, pour soigner, l'infirmière doit faire appel à des connaissances aussi nombreuses que variées. Elle fait donc preuve de savoir. Celui-ci existe sous différentes formes et le travail de l'infirmière, s'expliquant à l'aide de nombreux concepts (onze), il est nécessaire d'unifier le sens du travail infirmier sous un seul concept : celui de « savoir-infirmier ».

Ce choix de regroupement des concepts sous une même appellation, qui permet de cerner la valeur d'une pratique, peut aussi s'expliquer par les raisons suivantes.

Le mot savoir recouvre des réalités, des connaissances dans tous les domaines de la vie qui sont ceux où œuvre l'infirmière. Il est donc utile de conserver le terme infirmier pour mettre en évidence le côté pathique des soins et démarquer le « savoir-infirmier » de celui du médecin.

Il est à remarquer que nous laissons le tout au singulier malgré la multiplicité des savoirs employés par l'infirmière pour mener à bien les soins à une personne. La raison en est que chaque acte infirmier nécessite un savoir adapté et spécifique à cet acte précis. Le « savoir-infirmier » a des sources multiples mais le dosage dans l'usage de ces sources reste l'affaire de l'instant liée au problème posé par la situation du malade. L'infirmière n'aura pas à agir avec une personne aveugle adulte comme elle agirait avec un bébé aveugle... Cette adaptabilité dans la connaissance et dans le soin liée à une situation de malade donne toute son ampleur, son sérieux, sa crédibilité au « savoir-infirmier ».

Enfin nous avons réuni ces deux termes entre les mêmes guillemets pour montrer que soigner requiert connaissance et sensibilité dans une visée d'ensemble dynamique et systémique. L'un ne va pas sans l'autre, car derrière les supports très différents de l'acte infirmier, deux personnes entrent en relation. Et là, dans cette relation, c'est justement le « savoir-infirmier » qui, faisant appel à la technique et à l'humain, permet à la personne malade de s'exprimer. Dans cette relation la connaissance scientifique seule ne peut suffire, car elle n'a pas de prise sur le paramètre de vulnérabilité de la personne à ce moment précis, paramètre que, par ailleurs, elle néglige. L'infirmière, par contre, ne peut l'oublier... Ceci justifierait, s'il en était besoin, la fusion des termes « savoir-infirmier ».

Tous ces concepts étayent le « savoir-infirmier ». Celui-ci n'est pas un bilan, bien qu'il rende compte de l'état actuel des connaissances. Le savoir est en évolution, et va dans le sens d'une révolution de la pensée infirmière. Nous avons parlé de savoirs multiples utilisés par les infirmières sans vraiment les nommer. Il devient important de le faire, et de nous demander de quel savoir nous avons besoin dans les soins infirmiers.

SAVOIR UTILE AUX SOINS INFIRMIERS

Les actions infirmières ne s'adressent pas uniquement à la personne malade mais elles visent en plus la prévention, l'éducation de la santé, la formation ou l'encadrement des personnels de santé. Ces actions, l'infirmière est seule habilitée à les réaliser en fonction de son savoir, à les effectuer dans la zone d'intervention infirmière où ils deviennent soit des soins infirmiers, soit un encadrement infirmier.

La profession infirmière est constituée d'une multitude de spécialités, (réanimation, gériatrie, pédiatrie, médecine, chirurgie, etc.) mais dans toutes, la personne soignée est au centre du soin.

La personne malade est souvent prise dans le tourbillon d'un ensemble d'événements, de personnes, de structures, de théories, d'interventions souvent mal coordonnées. Alors, la qualité des soins peut en souffrir et, par voie de conséquence, le malade.

L'évolution médico-sociale implique une collaboration pluridisciplinaire (compétence complémentaire pour soigner spécifiquement chaque zone malade), dont il faut éviter l'influence dispersée et angoissante pour le malade. Cette position de regroupement des actes différents autour d'une même personne revient à l'infirmière, dont le rôle s'exerce vingt-quatre heures sur vingt-quatre. L'infirmière est détenteur de la plus grande somme de renseignements et d'une constance de présence qui fait (ou devrait faire) autorité sur l'événement réaction/malade. Aussi peut-on se poser la question suivante : de quel savoir a-t-on besoin pour exercer l'activité infirmière ?

Il semble que la définition du soin infirmier et du rôle infirmier nous place devant un enjeu capital : aider le malade à vivre en préservant ou en restaurant sa santé ou en surmontant les difficultés liées aux perturbations de son état de santé. Cet enjeu est tel qu'il ne tolère pas d'à-peu-près dans son traitement. En conséquence, seule une compétence réfléchie peut convenir. Or celle-ci ne peut provenir que d'un savoir spécifique et d'un savoir *humaniste* (1). Les zones de référence du « savoir-infirmier » sont de quatre ordres : scientifique, informatif, être, pratique.

Le savoir scientifique

Pour l'infirmière, il prend ses sources dans la médecine, la pharmacologie, la biologie, les sciences humaines.

Ce savoir est un savoir systématisé dans une théorie constituée de concepts liés entre eux selon certaines règles, et liés à un domaine précis par des conformités expérimentales. Il est à la fois l'essence et le corps de la connaissance.

Ces savoirs scientifiques sont des corps théoriques qui ne peuvent être élaborés ni par simple observation ni par la juxtaposition ni la confrontation d'opinion au sein d'un groupe comme donnée immédiate.

Pour le domaine infirmier, ce savoir théorique donne le cadre de référence afin que l'infirmière ait le moyen de donner du sens à ce qu'elle fait. Mais, pour l'appliquer sur l'être humain, il faut lui adjoindre un savoir qui apporte matière à réflexion sur cette mouvance qu'est la nature humaine. Il s'agit du savoir humanitaire qui cherche une alliance du côté des sciences exactes, mais s'apparente

---

(1) MORIN (E.), *Le Paradygme perdu. La nature humaine*, Paris, 1973.

plutôt à une nature d'essai. Ces deux savoirs conjoints provoquent des réflexions vitales et fondamentales sur des sujets mal vérifiés parce qu'invérifiables.

Le domaine des sciences humaines dans son ensemble forme un programme de connaissance de l'être, mais il s'agit en fait d'un cheminement vers la connaissance de l'autre.

Ainsi, l'observation professionnelle de la personne est rétroagie par les réactions du malade. Selon Edgard Morin, on se retrouve devant *un événement illuminant*, c'est-à-dire inattendu pour l'observateur. La présence de cet événement trouble le point de vue de l'observateur, et l'oblige à réfléchir. Cela devient un dialogue entre notre savoir et nos préoccupations nées de l'observation de ce que vit le malade. Le savoir ne peut pas, là, être dogmatique et ce savoir, toujours mobile autour de l'observé, est le propre du « savoir-infirmier ». Pour servir l'application de ce dernier, l'infirmière travaille sur un ensemble d'observations provenant du malade et c'est alors du savoir-information.

Le savoir-information

L'infirmière trouve l'information d'une part dans l'observation du malade ou dans le dialogue avec lui et sa famille et, d'autre part, dans la collaboration avec le médecin.

L'information est donc disponible. Il faut en tenir compte, interroger, observer, analyser, confronter. Cette information, gérée à côté d'autres savoirs, devient une connaissance qui éclaire des aspects particuliers de la réalité et qui prend appui chez l'infirmière sur un vécu, sur une pratique. Ce savoir est acquis par la recherche d'informations, de tâtonnements expérimentaux, l'élaboration progressive des notions en vue de résoudre, généralement d'une manière collective, un problème apparu dans le cadre des activités soignantes.

Le savoir scientifique et le savoir-information, pour ne pas rester statiques et orientés vers une méthode au coup par coup, adaptés au hasard du malade rencontré, et de ce fait inopérants, ont besoin d'élargir leur champ de connaissances. L'orientation est alors une recherche qui les maintient dans une actualisation permanente. C'est le problème complexe de l'instant qui est à traiter... d'où la nécessité de faire intervenir un troisième savoir : le savoir-être.

Le savoir-être

Le savoir-être vient de la nature et de l'authenticité de la personne qu'est l'infirmière. Ce savoir ne s'enseigne pas par la théorie. Il s'apprend par l'expérience, qui contraste parfois avec les données apprises en cours. Mais l'usage de ce savoir-être fait partie de l'identité infirmière. Et, selon que son savoir-être repose sur des valeurs qui élèvent l'âme ou s'attachent à la routine, l'honneur d'être infirmière change de profondeur. Cette façon d'être confère au « savoir-infirmier » la position d'art. La qualité d'être, personnelle à l'infirmière, sert la qualité de l'application de ce qu'elle aura à faire, sur et avec le malade. Dans un travail sur des êtres humains, ce savoir-être tient une place plus importante qu'ailleurs. Il participe bien du « savoir-infirmier », car il contribue aux soins par l'apport de sécurité qu'il engendre chez le soignant. L'infirmière appliquera donc tout ce qu'elle aura acquis et s'appuiera sur le savoir-pratique. Qui dans sa vie n'a pas eu à se confronter avec la tension d'un personnel soignant, qui, selon l'attention qu'il porte au malade, a fait que le soin était supportable ou pas.

Le savoir-pratique

Le savoir-pratique est un savoir qui sous-tend la réalisation d'actes infirmiers et donne souplesse, efficacité, sécurité, justesse d'application, capacité de réaliser.

Une pratique est d'autant mieux éclairée, d'autant plus adaptée, qu'elle met en œuvre des savoirs scientifiques. Et ces savoirs peuvent se résumer dans le « savoir-infirmier ».

La pratique infirmière est aussi basée sur les soins exécutés en présence ou hors présence du médecin, sur prescription médicale. Elle comprend les soins techniques, qui mettent à l'épreuve la compétence technique de l'infirmière et relèvent de pratiques manuelles, gestuelles, tout autant que de phénomènes intellectuels, de réflexion, de compréhension, d'évaluation. Bien qu'elle s'appuie sur le rôle d'exécution des soignants, cette pratique constitue la base d'une relation thérapeutique entre le soignant et le soigné, engageant la responsabilité de l'infirmière. La pratique fait appel à l'aspect discriminatoire du « savoir-infirmier ». Par exemple, lorsqu'un malade fait une réaction allergique suite à une injection prescrite par le médecin, l'infirmière sursoit momentanément le traitement et en fait part au médecin.

Le savoir scientifique, le savoir-information, le savoir-être, le savoir-pratique, représentent le savoir utile aux soins infirmiers. Ces savoirs obligent le détenteur à posséder un nombre suffisant d'éléments théoriques, à avoir une connaissance infirmière dont l'existence se contrôle facilement par les écrits, les réalisations, les résultats des actions entreprises. L'infirmière agit en connaissance de cause : être au clair avec les mécanismes de la douleur lui permet de la combattre ou de l'éviter, de ne pas avoir peur et ainsi de garder sa lucidité de soignante.

Le savoir utile aux soins infirmiers est donc un savoir adapté aux actes techniques, sociaux, psychologiques, affectifs que doit réaliser l'infirmière pour soigner.

Nous constatons que, pour soigner, l'infirmière utilise différents savoirs faisant eux-mêmes appel aux concepts sous-tendant le « savoir-infirmier ». Elle a besoin de ces savoirs afin de faire le parallèle entre ce qu'elle peut faire et ne pas faire. L'infirmière assure ainsi son rôle de coordinatrice de l'information venue soit du malade, soit des autres professionnels de la santé, dans la maintenance des habitudes de vie du malade pour éviter la rupture totale avec ses ressources de santé qui l'empêcherait de refaire son unité.

Soigner dans la mouvance appelle de la part de l'infirmière une grande capacité intellectuelle et affective d'adaptation. Pour le faire judicieusement, il faut savoir discerner où se situe le changement et le gérer. Un exemple nous fera comprendre toute l'ampleur de cette fonction infirmière porteuse d'un savoir propre.

SOIGNER M. X...

Cet exemple va faire apparaître que le savoir utilisé par l'infirmière est une analyse continuelle de problèmes, conduisant à une recherche expérimentale. Celle-ci aide l'infirmière à découvrir les barrages qui empêchent l'énergie circulante d'être utilisée correctement par l'organisme.

M. X..., cardiaque, sous moniteur, se plaint d'insomnie. Face à ce problème de santé, l'infirmière peut :

— tenir compte du symptôme et agir sur la maladie en donnant un sédatif prescrit par le médecin. Le vrai problème peut-il être considéré comme résolu ? Quelle est la cause de l'insomnie ? Ici, le symptôme gênant est traité mais il risque de réapparaître ;

— agir sur une cause physique et réduire le « bip » sonore du moniteur cardiaque ou tamiser la lumière. Ici, il y a une recherche de cause qui s'amorce, et ce peut être la bonne solution si l'infirmière a pris le temps de discuter avec le malade pour faire le tour du trouble qui le gêne ;

— écouter M. X..., lui permettre d'exprimer son angoisse, réfléchir avec lui, trouver la cause psychologique de son angoisse et mettre en place la solution adaptée pour que l'angoisse disparaisse.

Dans la situation décrite ci-dessus, avec trois genres de solutions, ce qu'il faut comprendre en matière de soins, c'est que M. X... indique ne pas pouvoir dormir. L'insomnie peut ne pas se résoudre uniquement matériellement. Sa demande n'est peut-être pas en exacte correspondance avec les mots employés... Il peut y avoir un message caché bien plus prégnant pour ce malade. L'important est de trouver la cause de l'insomnie. Celle-ci peut être matérielle mais aussi psychologique. L'utile alors est de déceler sa nature et d'entreprendre un geste infirmier adapté.

Dans le cas présent, l'infirmière a choisi de permettre à M. X... d'exprimer son angoisse par la présence, l'écoute qu'elle lui apporte et les connaissances qu'elle a des concepts de vie, santé, maladie, mort par rapport à elle-même et à la personne soignée. En choisissant cette solution, l'infirmière, partant d'une situation à problème (l'insomnie), a fait une recherche infirmière très affinée pour aboutir à une action infirmière appropriée et efficace supprimant l'insomnie.

L'infirmière a également mis en jeu :

— ses connaissances et expériences professionnelles en rapport avec la pathologie du malade. Elles lui ont servi de guide dans l'approche de M. X..., à savoir que les personnes souffrant d'affection cardiaque sont des individus anxieux (savoir scientifique) ;

— la relation avec le patient pour découvrir quelles sont pour lui habituellement les sources génératrices d'insomnie (savoir-être). Cette relation a apporté une sécurité psychologique au malade, et cela a permis de recueillir l'information pouvant donner l'occasion à l'infirmière de trouver le moyen d'éliminer les tensions cachées, par une réflexion partant du malade pour le malade et mettant en jeu tout un système d'interactions personnelles et institutionnelles ;

— ses connaissances de la situation pour identifier l'origine de l'insomnie de M. X...

Cette démarche mentale a permis à l'infirmière de poser le diagnostic infirmier qui communique l'ensemble du problème de santé de M. X... : l'angoisse de la mort.

L'infirmière a offert à M. X... les moyens de combattre son insomnie, d'intégrer sa souffrance à un niveau adapté à ses possibilités du moment et de refaire son unité. En effet, en se servant de son savoir, l'infirmière a su mettre en relation d'une part les interactions de M. X... avec son environnement habituel et, d'autre part, les interactions de M. X... avec son milieu environnant immédiat. Elle a levé les barrages constitués par la maladie et débloqué les énergies restantes pour pouvoir affronter au mieux les situations de stress.

L'infirmière évalue son action comme efficace puisque M. X... s'est endormi sans somnifère.

Elle a traité efficacement la situation en accomplissant un travail d'analyse, de distinction, de synthèse. Or, dans l'état actuel de la profession, le choix pour agir se pose encore en des termes indiqués par Catherine Mordacq : *Le choix se pose entre l'infirmière exécutrice de tâches en série, fonctionnaire de la piqûre et du pansement ou celle responsable de soins centrés sur la personne* (1). Mais

(1) Mordacq (C.), « L'avenir de la profession d'infirmières », *RIAS*, janvier 1971.

ce choix ne doit plus exister si le « savoir-infirmier » s'impose des règles. Alors il s'appliquera dans le diagnostic infirmier préalable à toute mise en place d'actions.

Pour être une soignante efficace pour M. X..., l'infirmière a donc été à même de comprendre ce qui se passe dans l'organisme lorsqu'un accident se produit. Elle a été en mesure d'interpréter les réactions du corps et de l'esprit face aux agressions, d'en prévoir les conséquences sur le physique et le moral. Ses connaissances théoriques l'ont aidée à découvrir quels pourraient être les signes d'aggravation ou d'amélioration dans la situation du patient. Elle lui ont permis d'en tenir compte avec compétence et efficacité pour organiser le soin. En effet, M. X... s'est endormi sans somnifère comme nous venons de le dire.

Nous constatons également qu'à cette connaissance théorique, l'infirmière a ajouté la réflexion et, consciemment ou non, combiné la démarche inductive et la démarche déductive, qui procède par analyse et vise toujours la synthèse. La réflexion oblige l'infirmière à s'informer, analyser, raisonner, vérifier, et réadapter si besoin est. Déjà, on peut parler d'une démarche de recherche à partir du « savoir-infirmier ».

LE « SAVOIR-INFIRMIER »

Nous venons de décrire et d'analyser à travers l'exemple de M. X..., les interventions faites par l'infirmière pour répondre aux attentes de la personne soignée.

Le travail quotidien nécessite donc de sa part une compréhension d'ensemble des éléments d'une situation. Pour traiter efficacement les différentes situations, l'infirmière accomplit un travail intellectuel d'analyse et de synthèse. Elle fait appel à une méthodologie d'approche et de maîtrise d'une situation de soins donnés pour une personne en particulier. Il s'agit bien d'une démarche de recherche.

Cette donnée va nous permettre de faire ultérieurement la mise au point nécessaire sur la différence et la complémentarité du service infirmier et du service médical. Point capital s'il en est. En effet, pour le corps infirmier, la non-identification de son savoir vient pour beaucoup de la confusion qu'il entretient entre le contenu de son savoir et celui du savoir médical, confusion qu'il multipliait encore en ne comprenant pas la différence d'objectif liée à ces contenus.

Nous avons également remarqué dans les pages précédentes que l'infirmière utilisait en priorité, à chaque action, un savoir scientifique activé par l'usage d'un savoir théorique, d'un savoir-faire, d'un savoir-être, d'un savoir-pratique.

La démarche intellectuelle, suivie par l'infirmière, permet de définir et d'entreprendre les actions qui relèvent de son savoir et de son initiative. Elle entre en relation avec le malade en l'observant, en posant des questions et en appréhendant les aspects de la situation. Cette obligation, toujours renouvelée, assure que l'infirmière ne peut être sclérosée dans son savoir, ou alors, il ne s'agira plus de savoir mais de routine. En effet, étant en contact avec une situation complexe, elle doit se faire sa propre idée de la personne qu'elle aura à soigner. Elle est acteur et par-là mobile.

Pour s'appliquer, le « savoir-infirmier », comme n'importe quel savoir, a besoin de support. Ces raisons se trouvent le plus souvent chez le malade. L'infirmière, pour le cas de M. X..., a décodé des signes pour les traduire en soins utiles. Elle l'a fait en mettant en mouvement différentes actions intellectuelles. Cela lui a permis de s'informer sur les connaissances de M. X... par rapport à la maladie cardiaque et l'insomnie chez lui. Elle a ainsi pu tenir compte des interrelations de l'Homme avec son environnement et du potentiel qui reste en lui pour faire face à cette agression. Dans cette optique, elle regarde M. X... comme un être dynamique, non réduit à une maladie sans issue, et reconnaît que l'environnement et le style de vie sont pour une bonne part responsables du problème de celui-ci.

Il est intéressant, dès maintenant, de comprendre les mécanismes de cette démarche mentale, afin de pouvoir l'introduire dans la formation et développer chez les élèves les aptitudes intellectuelles nécessaires à l'utilisation du « savoir-infirmier ».

Construction du « savoir-infirmier »

Comme le dit Gaston Bachelard (1), le savoir se construit et se reconstruit. Il est requestionnement continu des lois générales. En effet, pour mettre en œuvre un savoir quel qu'il soit, il faut toujours un élément déclenchant, une situation qui pose problème. Dans l'exemple précité, le facteur déclenchant est l'insomnie chez un malade cardiaque. Dans d'autres situations de soins, ce peut être un symptôme physique (hémorragie, dyspnée, état de choc, douleur...) ou un symptôme psychique (attitude, parole, geste, comportement). La cause profonde du déclenchement de la mise en œuvre du « savoir-infirmier » reste, par contre, toujours la même : un signe venant du malade. L'infirmière se doit de le repérer. Ce sont le repérage et sa lecture qui diffèrent, car ils seront captés différemment selon la sensibilité, les préoccupations, les réflexions, le degré de connaissance et l'expérience de l'infirmière. La cause profonde déclenchante est toujours, pour toutes les infirmières, le décalage entre la situation observée et la norme de la situation connue comme satisfaisante. C'est donc face à cet écart que la sensibilité et l'intellect de l'infirmière sont alertés. Cette sensibilité est alimentée par le « savoir-infirmier », c'est-à-dire l'expérience, les connaissances théoriques et pratiques, la connaissance et l'assimilation des onze concepts sur lesquels repose ce savoir. En effet, ces éléments permettent de se rendre compte qu'il n'y a pas ici la santé, là la maladie, la mort, mais une gamme d'états intermédiaires : très en forme, en forme, partiellement malade, malade... ne donnant pas forcément une vision négative de l'action infirmière.

Le « savoir-infirmier » se construit donc comme tout savoir, à partir d'une catharsis intellectuelle et affective. La catharsis intellectuelle réalisée, l'infirmière doit faire appel, pour aider le malade dans ses relations de dépendance et d'indépendance avec le soignant, à l'énergie affective qui est en elle pour trouver la motivation nécessaire pour entreprendre son action, afin que celle-ci soit motivante. L'infirmière doit trouver en cette démarche les éléments utiles à l'affirmation de soi lui permettant de se dépasser pour aller vers l'autre en harmonie. Cette catharsis est le

(1) BACHELARD (G.), *La Formation de l'esprit scientifique*, Paris, 1972.

moyen indispensable à l'infirmière pour acquérir l'indépendance utile pour juger avec clairvoyance d'une situation, et faire preuve d'un comportement de confiance en elle et d'affirmation de soi. Elle fait ainsi preuve d'initiative et de réalisation d'elle-même. Il faut se souvenir que le discours du malade oblige l'infirmière à vivre chaque situation de façon différente. Pour aider la personne soignée à modifier son comportement qui l'écarte de la norme, l'infirmière doit renoncer à ce qu'elle croit connaître d'une situation analogue. Elle doit s'accommoder de cette mouvance en s'appuyant sur ce qu'elle-même possède professionnellement de stable, et transformer la situation mouvante en une action réelle de soins tendant à réduire l'écart.

La reconstitution du message et sa transformation peuvent s'expliquer par le schéma ci-contre.

Dans ce schéma (1), nous retrouvons la description théorique de Jean Piaget (2) sur la mémorisation d'une action. Pour aboutir au diagnostic infirmier, les infirmières mobilisent, comme dans l'exemple de M. X..., des représentations claires ou empiriques dans lesquelles il n'est pas difficile de retrouver l'influence de connaissances réfléchies antérieures. La représentation de la pathologie cardiaque est classée en mémoire à court terme, car c'est la spécialité de l'unité de soins accueillant M. X... Dans la mémoire à long terme, l'infirmière a classé les autres connaissances faisant partie de son savoir.

Le facteur déclenchant l'action infirmière, ici l'insomnie, fait remonter dans la mémoire du court terme une notion apprise lors de la formation et confortée par l'expérience. Cette notion arrive au générateur de réponses qui engendre une action infirmière contrôlée par le cerveau. L'infirmière a donc enregistré, selon son propre code, le message qui lui est parvenu puis elle l'a reformé pour s'en servir. *Toute intelligence est une adaptation ; toute adaptation comporte une assimilation des choses de l'esprit de même que le processus complémentaire d'accommodation* (3).

L'éclairage théorique de Jean Piaget montre que l'action infirmière repose sur une structure mentale personnelle,

(1) Honoré (M.), Cours de psychologie et sociologie de l'éducation, Lyon, 1979.
(2) Piaget (J.), *Psychologie et pédagogie*, Paris, 1976.
(3) Piaget (J.), *ibid.*

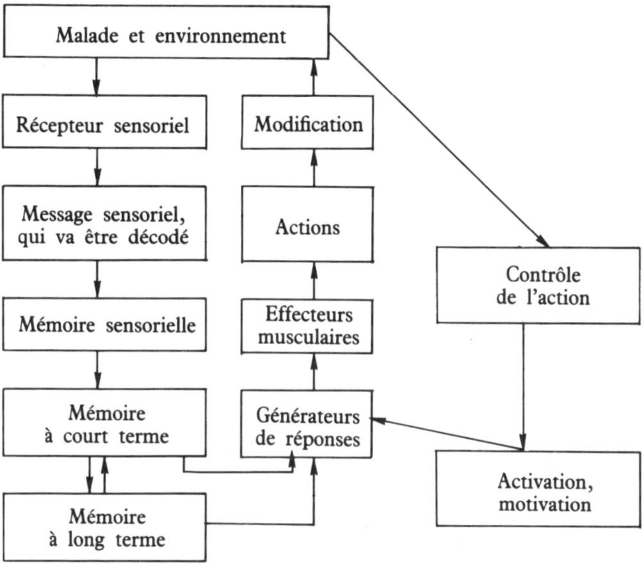

une recherche permanente d'adaptation, un savoir discriminatoire et une relation d'interdépendance soignant/soigné. Nous voyons que le facteur déclenchant de la motivation infirmière est une demande d'aide émanant du malade. Celui-ci est donc dépendant de l'infirmière dans un premier temps. Cette dépendance du malade entraîne une « action motivation » chez l'infirmière qui permettra au malade de se prendre en charge. Cependant, pour y parvenir, l'infirmière deviendra dans un deuxième temps dépendante du malade, car pour corriger l'inharmonie existant chez ce dernier, elle doit recueillir des informations nécessaires permettant de recréer l'équilibre psychique et physique. Le malade acquiert alors un sentiment d'appartenance au groupe soignant, et devient momentanément indépendant, car il détient des informations que l'infirmière ne possède pas. Une fois en possession de ces informations, l'infirmière perd sa dépendance face au malade et redevient indépendante, car elle cherche les moyens pour corriger l'inharmonie exprimée par le patient. Cependant dans un troisième temps, il se crée aussi un lien d'interdépendance entre les deux, qui ne se traduit pas en termes de pouvoir mais en terme de collaboration, afin que chacun puisse se réaliser en tant qu'être humain pour l'accomplissement d'un certain nombre de tâches par rapport à lui-même. Ce lien de dépendance et d'indépendance se fait tout naturellement dans un mouvement de bascule allant de la dépendance de l'infirmière vers le malade et, inversement, de l'indépendance de l'infirmière à celle du malade, le tout aboutissant à l'interdépendance, équilibre nécessaire pour des soins efficaces et une guérison ou une mort dans les meilleures conditions.

La description des modalités intellectuelles du « savoir-infirmier » permet d'affirmer que l'infirmière possède un savoir. Ce savoir se concrétise dans une action infirmière, et procure au malade des soins personnalisés, adaptés et efficaces. Il promeut les soins infirmiers. La formation se doit d'en tenir compte et de développer chez les élèves une démarche d'apprentissage propice à la construction de ce savoir professionnel. Ainsi, il ne sera pas un savoir superficiel mais deviendra moteur de changement et aidera à la progression de la profession infirmière.

Dans ce chapitre, il s'agissait pour nous de donner un CONTENU au « savoir-infirmier ». C'est pour cela que nous avons mis en évidence les onze concepts sélectionnés par nous et formant le « savoir-infirmier », le cadre théorique servant de guide à la démarche du savoir, les modalités intellectuelles de ce savoir. Il nous faut maintenant regrouper tous ces éléments afin de donner une définition du « savoir-infirmier ».

A travers l'exemple de M. X..., il est apparu que la transformation et l'intégration continue des connaissances dans l'action infirmière ont permis aux idées négatives émises par le malade, ici l'insomnie, de devenir constructives. L'infirmière est partie non de l'ordre mais de l'irruption du désordre, pour construire son action. Son projet était de rétablir un nouvel ordre.

Le « savoir-infirmier » fait preuve d'une certaine stabilité par son aspect scientifique, mais reste néanmoins suffisamment souple pour s'adapter aux conditions complexes des situations de soins par son aspect relationnel basé sur les capacités d'analyse, de discernement, de jugement et d'interrelation entre les partenaires.

Le « savoir-infirmier »

Nous pouvons avancer que le « savoir-infirmier » se compose de trois volets.

Le premier est le savoir scientifique en tant que cadre de référence. Il sous-tend les actes infirmiers, et sert à l'enseignement du rôle propre.

Le deuxième volet est lié au savoir-pratique qui sert pour une grande part à matérialiser les prescriptions médicales et, pour une autre part, soutient les gestes du « savoir-infirmier » propre.

Le troisième volet englobe une analyse de situation dans laquelle on trouve les réactions du malade devant les facteurs dûs au milieu social, au statut économique, à l'avenir du malade, ses ressources et ses besoins. C'est à ce niveau qu'apparaissent l'élaboration du choix des différentes approches infirmières et l'intégration des concepts.

Les trois volets du « savoir-infirmier » reposent sur une démarche mentale permettant de faire la synthèse d'une situation donnée se rapportant à une personne soignée, ainsi que nous venons de le voir avec l'exemple de M. X... Le « savoir-infirmier » permet donc de réorienter l'attitude de l'être face à la maladie, et par-là même, de changer l'évolution de la maladie, à condition que les trois volets soient utilisés conjointement. L'infirmière, en se servant du « savoir-infirmier » dans sa globalité, aide la personne soignée à connaître le caractère de son affection et lui permet de vivre avec elle en l'intégrant dans sa vie. Ceci lui évite d'être dépendante de la maladie.

Le « savoir-infirmier » permet d'élaborer des repères, de porter des jugements, de prendre des décisions en faisant la différence entre l'urgence et la non-urgence d'une action, donc d'évaluer une situation. Il offre aussi la possibilité de reconnaître l'exigence de soins autres que techniques, en plaçant le malade au centre des soins et en lui accordant la possibilité de participer aux soins.

Le « savoir-infirmier » peut être le point de départ d'une recherche à plus long terme sur les options à prendre pour améliorer la qualité des soins. Il donne les moyens à l'infirmière de réfléchir et de prendre des responsabilités face à des décisions en matière de santé sur le plan national. Les infirmières, qu'elles exercent en secteur hospitalier, extra-hospitalier ou en spécialités, se servent journellement du « savoir-infirmier » pour des situations différentes.

Le « savoir-infirmier » permet donc d'offrir à la personne soignée des soins complets, personnalisés, adaptés, harmonieusement ordonnés, évolutifs, et ceci par une réflexion commune soignant/soigné.

Ce savoir fait également apparaître la nécessité, pour la profession infirmière, de requestionner la pratique, le quotidien, le vécu. Et cela même dans la pratique et l'exécution des prescriptions médicales. En effet, l'infirmière choisit la technique la plus adaptée pour administrer un soin prescrit ou encore elle planifie, avec ou sans la personne soignée, les examens ou soins prescrits, en détermine le déroulement en fonction de l'analyse de situation, et les inclue dans le plan de soins au moment qu'elle juge le plus efficace pour le patient. Le « savoir-infirmier » est donc un processus dynamique et dialectique qui nécessite un dialogue ininterrompu avec tous les partenaires.

Au terme de ces remarques, et après avoir précisé le contenu du « savoir-infirmier », il apparaît que ce dernier est constitué de la somme de différents savoirs. Il sélectionne et met en corrélation les connaissances scientifiques des sciences humaines et médicales pour les fondre en un soin infirmier adapté à un besoin précis, à un moment précis et ce, vingt-quatre heures sur vingt-quatre. A la lumière de tout cela, nous sommes maintenant en mesure de définir le « savoir-infirmier ».

> Le « savoir-infirmier » est la capacité de décoder, audelà de l'explicite (symptôme clinique, mot...), l'implicite de la demande de la personne soignée et d'y répondre de façon adaptée. Il réside donc dans l'élaboration d'un diagnostic infirmier et dans l'action infirmière qui en découle. C'est un savoir holistique s'appuyant sur une démarche mentale systémique et cybernétique. Il permet de soigner la personne dans sa globalité et de servir des soins personnalisés, concrets, cohérents, adaptés, efficaces, évolutifs.

Cette définition du « savoir-infirmier » nous est personnelle puisque jusqu'à ce jour ce savoir n'a jamais été défini en France.

Il reste que le « savoir-infirmier » peut être considéré comme un jeu d'interférences entre soignant/soigné, et soignant/médecin. Cela suppose des événements, des éliminations, des sélections, des intégrations, des innovations, des désorganisations, des organisations. Dans ce sens, la notion de « savoir-infirmier » doit être transmise, apprise, c'est-à-dire appréhendée par chaque élève au cours de sa période d'apprentissage pour pouvoir s'autogérer et perpétuer le « savoir-infirmier ». Ce savoir aura donc permis de retrouver l'ensemble des signes perçus par l'infirmière pour poser un diagnostic infirmier, ajuster le traitement infirmier et proposer de réadapter le traitement médical. Ce savoir écrit, définit l'élément-signe lui-même. Écrire ce signe oblige à le définir. Il met en corrélation la norme, la perturbation et l'exception. Le savoir va donc être discriminatoire. Il va déterminer l'action appropriée et entraîner la possibilité d'évaluer l'action-soins qu'il requiert, en notant tous les critères présents et absents d'une pathologie, d'un état de réaction psychique et affectif à surveiller.

L'objectif du « savoir-infirmier » est l'amélioration de la prestation du service infirmier par une autonomisation de la profession face à la profession médicale. Cette amélioration exigera que, intellectuellement et affectivement, l'infirmière devienne capable, face à une somme d'informations, de faire les opérations suivantes :

— recueillir des informations,

— extraire les données utiles,

— mesurer l'écart entre normalité et perturbation,

— analyser les causes des déficiences,

— définir les objectifs de soins,

— prévoir des étapes et une étude pour contrôler l'efficacité des mesures correctives,

— interposer des connaissances et des actions planifiées dans le cours des événements qui affectent le patient,

— poser les problèmes d'après les besoins de santé de la personne,

— rechercher les éléments de solution,

— décider en fonction des critères et des normes,

— appliquer la solution puis évaluer le résultat.

Toute cette démarche autour du savoir ne gardera son impact humain que si, au cours de ces opérations qui la conduisent à une situation scientifique, l'infirmière conserve vigilante son affectivité, et la gère. C'est par l'usage de cette dernière que ce savoir prendra toute sa dimension en ajoutant l'intuition sensible. Celle-ci permettra de déceler les signes avec finesse et profondeur. Il s'agit alors d'adapter à la pensée spéculative la pensée sensible pour traiter d'une situation. Le vivant appelle dans les soins qu'il requiert que soit pris en compte tous (ou le plus possible) les facteurs qui servent sa notion de vie. L'infirmière ne peut y échapper si elle veut soigner avec intelligence, clairvoyance, et faire de sa profession une profession autonome et complémentaire de la profession médicale.

Le « savoir-infirmier », moteur de changement dans la formation, permet la reproduction d'une nouvelle culture professionnelle à partir de nouvelles diplômées, formées à dépasser la culture professionnelle traditionnelle. Il est donc tout aussi utile de repérer les traces écrites du « savoir-infirmier » que de continuer à le transcrire, car il peut nous aider à affirmer notre position si nous savons l'utiliser.

Après avoir vu les concepts sous-tendus par le « savoir-infirmier » et donner notre conception de ce savoir, nous allons traiter de son avenir.

NÉCESSITÉ D'UN CONTENU ET D'UNE DÉFINITION POUR LE « SAVOIR-INFIRMIER »

Il nous a paru opportun à plusieurs égards, pour parler du « savoir-infirmier » moteur de changement dans la formation, de lui donner un contenu et une définition.

Passer d'un savoir empirique à un « savoir-infirmier » propre et scientifique fait :

— passer de la prise de décision pour l'autre à la décision prise avec l'autre,

— agir en étant pleinement informé,

— agir en axant tout son travail sur le malade,

— évaluer le résultat,

— affirmer le rôle propre de l'infirmière différent d'un auxiliarat médical.

La maintenance de l'identité propre de l'infirmière est une autre raison et non la moindre pour avoir donné contenu et définition au « savoir-infirmier ». Ces deux éléments enracinent le soin infirmier dans la notion de recherche, d'efficacité, de formation, de progrès social, de responsabilité, de communication interdisciplinaire, d'information de coût de santé, problème économique de notre siècle.

Le fait d'avoir donné un contenu et une définition au « savoir-infirmier » est une nécessité pour permettre aux infirmières de saisir le haut niveau de maturité professionnelle qui découle d'un savoir constitué et reconnu. Il permet de mieux soigner avec concordance entre la théorie et la pratique.

Contenu et définition du « savoir-infirmier » permettent l'espérance que, malgré un siècle où l'automatisme prime, la profession infirmière reste humaine.

Le « savoir-infirmier », maintenant, renvoie à une réalité qui alimente la réflexion.

Les pages précédentes sont révélatrices d'une évolution et utiles à une plus large compréhension des modifications successives du programme des études d'infirmières de 1972 et 1979, qui traduisent l'évolution du soin infirmier en général. De nouveaux termes apparaissent à ces époques (1) : *démarche de soins, processus de soins, systèmes de valeurs, concepts, modèles conceptuels, cadre de référence, théorie de soins, soin global, service infirmier, champ de compétence infirmière, soins d'entretien de la vie, évaluation de la qualité des soins*, etc. Cependant, l'absence de contenu et de définition du « savoir-infirmier » ne permettait pas aux professionnelles d'apprécier ces termes à leur juste valeur. Cette absence constituait un handicap majeur de communication. En effet, quelle signification peut avoir un mot, s'il ne repose pas sur un contenu défini. Cela aboutit à un faux langage professionnel incompris et soulevant l'ironie des soignants et des enseignants eux-mêmes. Les enseignants transmettaient des termes empruntés aux collègues américaines mais dénués de contenu pour notre culture, d'où rejet de ce nouveau vocabulaire et stagnation de la formation infirmière.

Avoir donné un contenu et une définition au « savoir-infirmier » pallie le décalage existant entre un « savoir-infirmier » confidentiel et une pratique qui fait appel quotidiennement à ce savoir. Par ailleurs, l'infirmière osera s'affirmer face au savoir médical car elle pourra démontré

---

(1) Termes relevés dans les textes de lois, revues professionnelles, ouvrages, programmes d'études, cours de soins infirmiers, etc.

qu'elle dispose d'un savoir propre et complémentaire de celui-ci.

Les compétences du soignant infirmier peuvent maintenant être reconnues. En effet, la manière de dispenser les soins est clarifiée par la reconnaissance du « savoir-infirmier ».

La profession infirmière pourra désormais, en pair, traiter avec les autres professions soignantes en faisant état d'un savoir différent mais solidement construit et appuyé sur des outils crédibles.

LE « SAVOIR-INFIRMIER » FACE AUX PROFESSIONS DE SANTÉ

Les méthodes de diagnostic, les actions entreprises, les techniques appliquées par l'infirmière constituent-elles un savoir tellement particulier que nulle autre profession de santé ne peut prendre sa place ? sûrement pas :

— les soins coutumiers sont souvent exécutés par les aides-soignantes ou peuvent l'être par la famille si ce n'est par le malade lui-même ;

— les soins techniques, plus complexes, nécessitent certes un apprentissage, mais peuvent être pris en charge par d'autres (médecins, étudiants en médecine ou les malades eux-mêmes) quand on le leur a appris.

Alors, qu'est-ce qui différencie le travail infirmier de celui des autres professionnels de santé ? Quelle est donc la différence avec le savoir des autres professions ?

Le « savoir-infirmier » et les professions de santé

Le kinésithérapeute, l'orthophoniste, la diététicienne, l'ergothérapeute soignent et approchent, semble-t-il, le client dans la totalité de son existence. Mais leur mode d'approche est différent de celui de l'infirmière.

Le kinésithérapeute accède principalement au patient par les fonctions motrices.

L'orthophoniste approche la personne malade par la parole, la diététicienne par l'alimentation, l'ergothérapeute par les fonctions motrices.

Ils ont donc leur mode d'accès spécifique lié à une part bien délimitable de l'existence du client. Cependant tous agissent en tenant compte du psychisme du malade et font appel à sa coopération.

Le cas de l'infirmière est différent. Elle est « avec » le malade, elle « vit » avec le malade. C'est donc un abord qui est général avant d'être spécifique. Une autre différence vient de ce qu'elle travaille en relais avec ses collègues infirmières et que le soin se réalise d'équipe en équipe, alors que les professions indiquées plus haut s'exercent de façon solitaire dans leur action. Par ailleurs, l'infirmière assure une permanence vingt-quatre heures sur vingt-quatre auprès des personnes qui requièrent des services sanitaires. Elle se trouve dans une situation où il faut chercher d'abord par quel maillon de la chaîne existentielle se fera l'accès à l'existence intégrale de celui qui demande des soins. Et, dans ses efforts pour faire exister la personne soignée de la meilleure façon possible, il peut arriver que, pour certains aspects, elle doive faire appel à l'aide de spécialistes. Cette présence vitale, l'obligation de passer le relais pour que soit maintenue la continuité de l'action, exigent un affinement de vue et de transmission pour une cohérence du soin. Le « savoir-infirmier » prend là toute une dimension de savoir transmissible. Les propos de Montaigne, *ce qui se sait bien, s'énonce clairement*, renforce l'idée qu'un savoir doit pouvoir se transmettre.

Lorsque la maladie vient agresser l'existence dans sa quiétude normale, l'infirmière, en tant que soignante, a une fonction double. Elle sert de prolongement, d'outil si l'on peut dire, à la personne malade pour lui permettre de continuer d'être en action avec son environnement et inversement. Là encore, elle réduit l'écart entre le possible et l'impossible. C'est elle qui est pour ainsi dire le prochain immédiat du malade, qui coexiste avec lui pour l'aider à exister. Cela suppose de la compétence et de la sensibilité.

La compétence vient de ce que l'infirmière sait. Il est même possible de dire que la compétence est ce que l'infirmière sait, peut, est. C'est donc un engagement entier de la personne que réalise la professionnelle. Elle soigne avec ce qu'elle sait et est. Ce point est capital car il ouvre la porte à l'humain. De lui procède la sensibilité contrôlée, décodée, gérée de l'infirmière. La capacité de soigner est complète si l'infirmière soigne en usant des deux savoirs : le savoir cognitif et le savoir affectif. L'important est de choisir un niveau pertinent d'usage. Cette prise de décision permet à l'infirmière de se démarquer de plus en plus de l'emprise médicale tout en gardant une collaboration indispensable.

Le professionnalisme en terme de soignant est déterminé par le niveau de ce savoir, par les capacités que donne ce savoir, par cette qualité d'être qu'il oblige à atteindre. Le soignant infirmier aide la personne malade à voir la signification de ce qui existe et la manière dont elle le vit. Ainsi, l'infirmière essaie de confronter à leur avenir réel les personnes qui éprouvent une forte douleur physique ou celles qui sont gravement mutilées. Elle tente de définir, avec la personne, l'avenir qui lui échoit, de lui donner un sens, de prolonger l'individu vers un avenir qu'il souhaite dans l'état de la situation. Là, l'infirmière s'efface alors dans son propre désir et sa propre volonté pour appliquer son « savoir-infirmier » qui, lui, admet ses limites, laisse choisir le malade. Le soignant, de par son savoir, conduit ou laisse le malade à l'autonomie d'être. L'infirmière agit de façon à laisser le malade traiter de sa situation avec ses propres valeurs. Une part importante de l'activité infirmière consiste à approfondir ce qu'est réellement exister pour celui qu'elle soigne, exister avec toutes les dimensions de cette existence humaine atteinte et menacée. L'état de maladie donne une vision différente du monde et fait parfois retrouver des valeurs perdues. La différence est donc grande entre l'application du « savoir-infirmier » et celui des autres travailleurs sociaux. En est-il de même avec le savoir des médecins ?

Le « savoir-infirmier » et le savoir médical

Le savoir médical et le « savoir-infirmier » sont proches l'un de l'autre sur le plan partiel du contenu et sur le plan de la démarche suivie : recueil d'informations, analyse, synthèse, décisions, initiative, transmission d'informations.

Seuls changent le niveau d'application et l'objectif. C'est-à-dire que le médecin mesure l'écart entre organe en santé et organe malade, et l'infirmière mesure l'écart entre les réactions d'un être en santé et celles d'un être malade. Le lieu de pertinence est donc différent.

Il n'y a pas d'opposition entre le savoir des médecins et celui des infirmières. Il y a une différence d'objet à sujet, l'un traite la maladie, l'autre le malade. Il peut y avoir des parcours différents pour des démarches intellectuelles semblables. Les sources du savoir mises en jeu de part et d'autre sont de valeur intellectuelle égale mais de visée différente et complémentaire. Les deux sont l'objet d'une recherche clinique.

Les études médicales et les études infirmières associent pratique du métier et enseignement théorique. Le degré de connaissance de la maladie est moindre pour l'infirmière en raison même de la différence d'application de cette connaissance. Alors que le médical aura pour objet de dépister, diagnostiquer, comprendre l'étiologie de la maladie, toute l'attention de l'infirmière ira au malade en réaction à sa maladie et en lutte pour sa survie.

L'infirmière qui s'occupe du malade a besoin de connaître la maladie dans ses effets et ses risques, car ce n'est pas la maladie en tant que maladie qu'elle aura à diagnostiquer chez le malade, mais les effets perturbateurs. La maladie ne l'intéresse que pour ce qu'elle provoque et par le pourquoi de sa présence.

La différence d'exercice entre le médical et l'infirmier vient des techniques qu'ils mettent en œuvre. Là encore, l'objectif de lutte étant différent, les infirmières n'ont pas à connaître les techniques de lutte contre la maladie en tant que maladie. Elles ont reçu délégation des médecins pour appliquer les techniques les plus simples qui étaient répétitives.

Cet état de délégation peut venir de trois causes.

— La présence des infirmières vingt-quatre heures sur vingt-quatre assurait l'application répétitive horaire.

— Les techniques ne mettant pas en jeu (et encore, une erreur d'injection de produit peut l'être) la vie du malade, et ne demandant pas une connaissance approfondie de la maladie ni de l'anatomie, pouvaient être déléguées.

— Les techniques répétitives qui obligent le médecin à une large présence au chevet du malade ne l'intéressent pas, puisque le rôle qu'il s'est assigné n'est pas le malade en tant qu'être malade mais la maladie à « chasser » du malade.

Les techniques exigent de développer des capacités analogues, difficiles à identifier, mais dont la possession est un trait commun aux deux professions. Ces capacités sont de l'ordre de l'adresse pour certains, de connaissances anatomiques, médicales, pharmaceutiques pour d'autres, de la rapidité de décision pour les plus risquées.

Les infirmières et les médecins doivent à leur formation initiale l'entraînement à un certain mode de raisonnement et de savoir faire. A cela s'ajoute un bagage de connaissances acquises par diverses voies. Les uns et les autres se sont exercés au maniement des techniques élémentaires, qui ne sont pas obligatoirement liées à leur métier mais lui confèrent une souplesse de geste.

Ainsi nous constatons que les savoirs médicaux et infirmiers ne s'opposent pas mais se complètent dans leur objectif : personne et maladie à traiter.

La personne malade est assez complexe et complète pour exiger la polyvalence. La personne malade a besoin des deux savoirs pour poursuivre son propre objectif : guérir (ou rester le moins handicapé possible) ou mourir dans la dignité avec un minimum de souffrance. La personne soignée n'a pas de raison d'être sélective : c'est aux infirmières de donner une prestation de telle qualité qu'elle soit reconnue dans son équivalence de valeur soignante, différente mais aussi utile et importante que celle du médecin. Aux infirmières de renforcer l'autonomie de leur profession en cherchant la cause des échecs mais aussi des réussites des soins infirmiers. C'est en montrant aux médecins que l'infirmière sait qu'elle sait et en expliquant pourquoi elle fait tel geste plutôt que tel autre, et pourquoi elle recherche des raisons autres que médicales dans les manifestations de la maladie, que l'infirmière peut prouver que son savoir est autre chose que la routine, et qu'elle possède la capacité d'effectuer des actions autonomes, de prendre des responsabilités et courir des risques. Pour en faire sentir la réalité, nous allons prendre un exemple.

Le malade vomit : le médecin cherche en premier lieu l'information utile en se préoccupant du signe qui symbolise le vomissement, le résume. L'infirmière, de son côté, cherche son information en entrant en relation avec la personne qui vomit, en lui venant en aide (position et matériel). Après seulement elle l'interroge et s'interroge sur le pourquoi. Leur démarche est inverse. Elle n'est pas sous-tendue par le même objectif ni le même rapport à la maladie. Le médecin part d'un symptôme et, dans son analyse, redescend aux réactions du corps, puisant ses informations dans le fait brut, tel qu'il existe *in vivo* et *in situ*. Il connaît clairement les relations simples dont on lui a enseigné l'existence entre tel ou tel aspect schématisé des choses.

L'infirmière au contraire, part de ce qu'elle voit de la situation, de l'Homme dans sa totalité, de l'être particulier, pour aboutir aux soins personnalisés. Elle est animée par le désir de venir en aide à une personne bien spécifique et veut arriver à comprendre le pourquoi par le jeu de l'interdépendance soignant/soigné.

Le médecin interprète le message à travers un examen radiologique, biologique, alors que l'infirmière saisit le réseau complexe qui relie entre elles les données spécifiques de l'être et leurs divers aspects. Par le fait qu'elle possède un savoir l'obligeant à se connaître elle-même, elle a un entraînement à traduire les signes et les symptômes non explicites mais révélateurs d'un état. Elle n'a pas peur de partager son « savoir » avec la personne soignée.

Cet exemple montre que les deux partenaires (médecin-infirmière) ont des objectifs différents et des aptitudes complémentaires. Il n'y a pas d'infériorité de savoir, mais des savoirs de pertinence différents, comme nous l'avons déjà signalé.

On ne peut traiter du « savoir-infirmier » face aux autres savoirs sans parler de la différence entre le savoir de la mère de famille et celui de l'infirmière.

Le « savoir-infirmier » et le savoir de la mère de famille

L'individu bien portant qui soigne un parent, par exemple, ne peut résoudre facilement les contradictions que les différents besoins de celui-ci suscitent. La mère de famille agit sous l'impulsion de connaissances traditionnelles, empiriques ou apprises dans des ouvrages de vulgarisation médicale. Elle a de bonnes intentions, voire de la compassion, souvent une habilité acquise par l'habitude (si sa famille est souvent malade). Mais elle a surtout du bon sens. Celui-ci est une caractéristique que beaucoup de personnes partagent. Elle a aussi une connaissance intuitive et d'observation empirique de son monde malade et de ses réactions. Toutes ces connaissances empiriques ne donnent pas un savoir infirmier réel à la mère de famille. En effet si l'infirmière agit elle aussi avec bon sens, qualité pour elle indispensable et précieuse, en fait ce bon sens est étayé par un savoir. Elle intervient de manière qualifiée auprès de la personne malade, en connaissance de cause.

Par ailleurs, la connaissance de techniques, pour les unes simples, pour les autres plus sophistiquées, lui permet d'agir de façon scientifique et adaptée, donc avec efficacité et compétence, réduisant par là même le risque de faire une erreur.

A la différence de la mère de famille, l'infirmière assure la coordination des soins, répond aux problèmes concernant la surveillance des malades et de la thérapeutique, effectuant un travail d'analyse, de synthèse que nécessite l'application spécifique du savoir infirmier.

Par rapport à la mère de famille, l'infirmière possède donc en plus une connaissance, car se servir uniquement de bonnes intentions ou de bon sens dans une situation de santé complexe, qu'est la plupart du temps celle qu'affronte l'infirmière, ne suffirait pas. Ce serait sans aucun doute prendre le risque d'entraver la santé ou de causer plus de souffrances que de bien si le « savoir-infirmier » se résumait au savoir familial.

Ainsi comparé au savoir des autres professions, le « savoir-infirmier » prouve qu'il a une assise scientifique, une rigueur, et qu'il n'a pas à se considérer ou à être considéré comme plus médiocre que d'autres. Par exemple, la science mathématique est reconnue pour être hautement crédible avec ses assises théoriques. Mais jamais on ne dit tout l'imaginaire, tout le subjectif qui ont présidé aux découvertes théoriques du calcul, des équations... Comment protéger la solidité d'un savoir ou la croyance dans la solidité, sinon en ne touchant pas aux origines subjectives de cette science. Alors elle fait plus sérieux, son contenu paraît sorti du droit de la science. Il impressionne. Le mathématicien Évariste Galois écrivait dans son mémoire qui a révolutionné la notion d'équation : *Je n'ai pas fait de calcul mais une approche logique...* (1). C'est donc que cette science sérieuse dans ces théories de calcul pouvait se traiter autrement. Cela reste encore d'actualité car la biologie va battre en brèche la mathématique basée sur l'équation. Elle fait appel à une autre théorie mathématique qui met plus en logique qu'en équation. C'est dire que si une science aussi reconnue que la mathématique peut évoluer dans ses théories, la science du soin peut le faire elle aussi, bien entendu. Elle a été poussée très loin dans la connaissance médicale, c'est-à-dire celle de la maladie. Mais que sait-on de l'Homme en réaction à la maladie ? C'est tout le champ de savoir et de recherche qui s'ouvre devant le « savoir-infirmier », qui peut dignement cheminer aux côtés du savoir médical. Car l'avenir fera peut être comprendre que la maladie n'est pas tout, mais que le terrain malade, l'Homme, mérite une tout aussi grande sinon plus grande attention. Rendu sensible, peut-être, le champ de la recherche des soins infirmiers, pourra-t-il s'allier au sociologique, à l'économique, pour étudier ce qui pourrait préserver l'Homme. La prévention est un champ de recherche pour le « savoir-infirmier ». C'est toucher au destin de l'Homme d'une certaine façon.

Par ailleurs, le « savoir-infirmier », qui a dans ses origines subjectivité et bon sens, peut regarder les autres sciences avec tranquillité. Toute science passe par ce stade. L'important est d'aboutir, dans le corps théorique qui la compose, à une recherche de cohérence qui déclenche l'imagination qui cherche, étudie autour du connu. La science infirmière est à la fois ancienne et récente. Paradoxe qui s'explique par le mépris du sensible et l'oubli qu'il est facteur de recherche. La prise de conscience de l'existence d'un « savoir-infirmier », différent du savoir médical, lui ouvre la perspective de l'affiner, en poussant aussi loin que possible les recherches sur ses contenus.

(1) GALOIS (É.), 1811-1832, mathématicien de génie, il a appliqué la théorie des groupes à la résolution des équations algébriques. Cité par Sœur Marie-Flavienne, Cours d'histoire professionnelle, Mulhouse, 1967.

A la lumière de toutes ces remarques, nous pouvons dire que le « savoir-infirmier » existe et qu'il est maintenant reconnaissable et spécifique.

Le « savoir-infirmier » est le résultat de la somme de différents savoirs. Il repose sur de nombreux concepts qui en font sa spécificité par l'ouverture qu'ils lui apportent en permettant une approche holistique de la personne malade et une interdépendance de tous les partenaires. En effet, ce savoir s'adresse toujours à une personne placée dans une situation en constante mutation. Ce savoir doit donc faire référence au temps de vie relié a l'histoire du patient et aussi montrer que le rôle propre infirmier ne peut se limiter à l'exécution pure et simple d'une prescription médicale ou d'une série de tâches. Pour soigner, il faut donc un savoir spécifique qui, bien que scientifique, est surtout mobilisé par le jugement et le discernement, donc par un savoir discriminatoire, le tout étant le « savoir-infirmier ».

Ce « savoir-infirmier » est donc reconnaissable par le fait même qu'il repose sur onze concepts de vie, qu'il est un principe guide.

Il a l'avantage d'obliger à rechercher l'intelligibilité d'une situation sans imposer de rationalisation ou de finalité a priori. Il permet cependant de considérer la personne comme un être global en redonnant un autre sens au concept « malade ». Le patient est alors regardé comme un être biopsychosocial, culturel avec une histoire personnelle. Il n'est plus contraint d'évoluer dans un monde à part où l'un serait soignant dominant, l'autre soigné dominé, et où il aurait à se mouler au milieu hospitalier et à ses obligations et ses règles.

Le contenu et la définition du « savoir-infirmier » sont indéniables. Il s'agit d'un savoir scientifique qui n'évacue pas le sensible mais le gère. C'est un savoir soigner lié à la notion de soins infirmiers, qui va de l'exécution de prescriptions à l'initiative. Il relève de ce qui ne requiert pas un savoir médical, mais de ce qui est en relation avec la qualité de la vie, la manière de gérer la maladie, l'infirmité et les problèmes qui se posent à cette occasion. Il relève aussi de ce que la loi impose et n'impose pas, à savoir, l'accompagnement aux mourants et tout le côté humanitaire de la profession.

Avoir un contenu et une définition du « savoir-infirmier » est extrêmement important pour la profession infirmière française. En effet, cela permet de situer ce savoir comme un savoir complémentaire du savoir médical et non comme un sous-produit de ce dernier.

Certains pourraient nous faire remarquer que cette idée n'est pas nouvelle. En effet, déjà en 1898, le docteur Anna Hamilton parlait *d'un savoir soignant différent du savoir médical* (1). Malheureusement son opinion n'a pas été entendue en France (2). Ceci peut expliquer en partie pourquoi les infirmières françaises n'ont jamais jugé nécessaire de dire explicitement ce qu'est leur savoir.

Après avoir clarifié le « savoir-infirmier », il est essentiel, avant d'aborder le changement que cette notion peut entraîner pour la formation et la profession, de se pencher sur la reconnaissance officielle par les textes et la reconnaissance affective par les usagers, les médecins, les professionnelles elles-mêmes, de ce savoir. Cela nous apparaît d'autant plus important que les différentes lois de décentralisation doivent permettre d'agir dans le sens d'une

---

(1) HAMILTON (A.), docteur en médecine, fondateur de l'école de Florence Nightingale à Bordeaux en 1898.
(2) Cité par Sœur Marie-Flavienne, Cours d'histoire professionnelle, Mulhouse, 1967.

autonomisation de la profession. Appréhender une période de l'histoire sociale, c'est aussi se placer en situation de citoyen responsable, capable d'agir et de saisir toutes les occasions offertes pour faire valoir le « savoir-infirmier ».

DEUXIÈME PARTIE

LA RECONNAISSANCE DU « SAVOIR-INFIRMIER »

A l'aube des temps modernes, comme à l'origine du monde antique, l'exercice de la médecine et les soins furent considérés comme des activités inspirées de l'esprit religieux (1).

Cependant, depuis quelques années, les infirmières sont en quête de leur identité. Elles sont de plus en plus persuadées que leur profession peut exister par elle-même, et possède quelque chose à partager avec les autres : malades et autres professionnels de santé. Mais leur reconnaître un « savoir-infirmier » pose encore question. Les raisons en sont nombreuses et peu faciles à expliciter.

C'est le but de cette deuxième partie qui s'efforcera de brosser le tableau du cheminement de la reconnaissance du « savoir-infirmier » en France, depuis la naissance des soins infirmiers jusqu'en 1984, où une existence de ce savoir, bien que cachée, est prête à éclore. Pour cela les temps forts de l'histoire professionnelle seront notés.

Nous suivrons cette mutation à travers la littérature professionnelle, les données psychosociologiques, économiques et culturelles.

---

(1) CHARLES (G.), *L'Infirmière d'hier à aujourd'hui*, Paris, 1979.

CHAPITRE 1

RECONNAISSANCE DU « SAVOIR-INFIRMIER » A TRAVERS L'HISTOIRE ET LA LITTÉRATURE PROFESSIONNELLES FRANÇAISES

Pour répondre à notre préoccupation : la notion de « savoir-infirmier », moteur de changement dans la formation, il nous a semblé important d'essayer de restituer, à travers l'évolution historique de la profession et de la formation, la reconnaissance du « savoir-infirmier ».

En effet, c'est en nous efforçant de comprendre les influences qui ont guidé ou inhibé l'évolution du groupe professionnel infirmier, et en replaçant ces événements dans le temps, que nous pouvons mettre en évidence en quoi l'histoire de la profession et de la formation a influencé la reconnaissance du « savoir-infirmier ». Ainsi nous étudierons successivement les faits historiques, l'apport de la littérature professionnelle dans le cheminement, et l'idée que se font du « savoir-infirmier » la population, le corps administratif, les infirmières elles-mêmes, les médecins, le législateur.

Ne pas tenir compte de ces données revient, à notre avis, à amputer les soins infirmiers de leur but principal : soigner dans la globalité.

« SAVOIR-INFIRMIER » ET FAITS HISTORIQUES

Pour une analyse plus approfondie de l'aspect historique de la profession, nous renvoyons le lecteur aux livres écrits par des auteurs tels que Geneviève Charles (1), Marie-Françoise Collière (2), René Magnon (3).

Ici, il importe surtout de relever les dates les plus marquantes concernant la profession, et qui sont les empreintes de la reconnaissance d'un « savoir-infirmier ».

Saint Vincent de Paul, vers 1630, a été le premier à se préoccuper de donner une formation à un personnel soignant essentiellement religieux.

Vers le milieu du XIXe siècle, avec les recherches de Pasteur et l'apparition des lois sur l'aseptie et l'antiseptie, la manière de soigner change totalement. La connaissance de règles élémentaires d'un savoir-faire devient indispensable pour qui est chargé de soigner.

En France, en 1876, les professeurs Lefort (4) et Duchaussoy (5) décident de donner des cours gratuits et publics pour améliorer la qualité des soins pratiqués par des dames bénévoles.

---

(1) CHARLES (G.), *L'Infirmière d'hier à aujourd'hui,* Paris, 1979.
(2) COLLIÈRE (M.-F.), *Promouvoir la vie,* Paris, 1982.
(3) MAGNON (R.), *Le Service infirmier ces trente dernières années,* Paris, 1983.
(4) LEFORT, professeur en médecine à l'hôpital de la Salpêtrière (Paris).
(5) DUCHAUSSOY, professeur en médecine à l'hôpital de la Salpêtrière (Paris), fondateur de l'école des ambulancières des Dames-Françaises en 1877.

En 1884, en raison de la scission entre les pouvoirs politique et religieux, les congrégations commencent à se retirer des hôpitaux et laissent la place à un nouveau personnage formé pour les soins : l'infirmière.

Entre 1876 et 1914, à côté des écoles bénévoles, s'ouvrent d'autres écoles d'infirmières (1).

Le fait de vouloir donner une formation aux infirmières apparaît comme un pas positif dans la génèse d'une profession qui possède un savoir propre, comme l'avait laissé entendre le docteur Hamilton. Les médecins eux-mêmes ont ressenti la nécessité de donner une formation aux infirmières afin qu'elles transforment le savoir qu'elles possèdent d'instinct, instruites par l'habitude de maintenir la vie, en un savoir qui complète et prolonge les gestes médicaux dans l'esprit des soins médicaux. Le médecin dispense à l'infirmière une partie de son savoir, lui octroie l'exécution d'un nombre d'actes techniques dont il avait l'apanage à l'origine. Les infirmières n'agissent que par délégation, et les médecins restent les maîtres d'œuvre sur le terrain et dans l'enseignement de la technique. A cette époque, le rôle de l'infirmière, dicté par le médecin, se résumait à l'exécution d'une série d'actes techniques.

Grâce à Mlle Chaptal (2) en 1922, le brevet de capacité professionnelle, permettant de porter le titre d'infirmière diplômée, voit le jour (3). Le programme des études est commun aux différentes écoles (4). Celles-ci sont chargées de veiller aux modifications et améliorations nécessaires à apporter aux programmes et aux diverses parties de l'enseignement. Le décret de 1922 invite les administrations hospitalières à choisir du personnel muni du brevet.

En 1938, sont institués le diplôme d'infirmière hospitalière d'État et celui d'assistante de service social de l'État (5).

En 1942, apparaît le diplôme d'infirmière hospitalière (6).

---

(1) École de la Salpêtrière de l'Assistance publique de Paris, École Florence Nightingale à Bordeaux.
(2) CHAPTAL (Mlle), directrice de la Maison-école d'infirmières privée.
(3) Décret du 27 juin 1922, paru au *JO*, 1er juillet 1922.
(4) Cité par Sœur Marie-Flavienne. Cours d'histoire professionnelle, Mulhouse, 1967.
(5) Décret du 18 février 1938, paru au *JO*, 19 février 1938.
(6) Décret n° 2484 du 10 août 1942, paru au *JO*, 3 septembre 1924.

Tous ces textes prouvent la volonté des pouvoirs publics de donner un « savoir » aux infirmières, et de distribuer des soins de qualité, puisqu'un diplôme est exigé pour exercer.

Par les décrets de 1938 et 1942 la voie est ouverte au « savoir-infirmier ». Des questions se posent alors :

— Les infirmières ont-elles conscience d'être en possession d'un savoir ?

— Laisse-t-on la possibilité aux infirmières de s'en servir ?

— Les infirmières savent-elles s'en servir ?

En 1942, le Pouvoir de Vichy institue un diplôme d'État de monitrice des écoles d'infirmières (1). C'est reconnaître que les infirmières sont capables de former des infirmières... Bien que validée après la Libération, cette disposition reste sans écho jusqu'en 1958.

En 1946, une loi (2) prévoit que désormais on ne pourra exercer et porter le titre d'infirmière que munie du diplôme d'État. Elle autorise cependant des dérogations permettant à certaines personnes non titulaires d'exercer la profession infirmière. Cette mesure conduit à se demander si les pouvoirs publics comprennent réellement le travail de l'infirmière. D'un côté, il est demandé une formation et des diplômes et de l'autre, il est donné des équivalences à du personnel sans formation. Peut-être faut-il voir là les remerciements pour l'aide apportée par ces personnes pendant la guerre ? Ainsi la période de la guerre a été à la fois source de progrès et de recul pour la profession.

En 1946 encore, le Code de la santé publique (3) définit la profession d'infirmière et précise :

Nul ne peut exercer la profession d'infirmière ou d'infirmier s'il n'est muni, soit de l'un des brevets délivrés en application du décret du 27 février 1922, soit du diplôme unique délivré depuis le décret du 18 février 1938.

Cette loi est importante car elle reconnaît un savoir technique à l'infirmière et un besoin de formation. Cette double reconnaissance pouvait produire un changement dans les mentalités et aider à la reconnaissance d'un « savoir-infirmier » propre. Mais qu'en a-t-il été ?

---

(1) Décret n° 58-16104 du 14 novembre 1958, paru au *JO*, 19 novembre 1958.
(2) Loi n° 46630 du 8 avril 1946, paru au *JO*, 9 avril 1946.
(3) *Code de la santé publique,* Loi du 8 avril 1946, Art. L.473.

Il faut noter également qu'en 1953 la profession infirmière apparaît dans le cadre de la santé publique, et qu'une carte professionnelle est créée en 1955 par un arrêté ministériel (1).

En 1961 est publié un arrêté sur le programme des études d'infirmières (2). Il autorise l'élargissement du rôle de l'infirmière. Elle devient une technicienne tout en restant responsable des soins d'hygiène et de confort. C'est donc bien l'émergence d'un savoir-faire infirmier qui est reconnu officiellement. Cependant, il faut attendre le cinquième rapport de l'OMS (3) pour voir apparaître en France l'expression *soins infirmiers*. Alors ceux-ci deviennent la fonction essentielle et originale de l'infirmière. N'est-ce pas là le début de la reconnaissance du « savoir-infirmier » ? En effet, dans cet aspect de son travail, c'est à l'infirmière qu'incombent le diagnostic infirmier, l'initiative, la réactualisation des soins et le contrôle. C'est elle qui se dirige et porte la responsabilité. En effet, *elle assiste l'individu malade ou bien-portant dans l'accomplissement des actes qui contribuent au maintien ou à la restauration de la santé, et qu'il accomplirait lui-même s'il avait assez de force, de volonté, de savoir. Elle donne assistance de manière à permettre à celui qui la reçoit d'agir sans secours extérieur aussi rapidement que possible* (4).

Reconnaître à l'infirmière initiative et contrôle de son travail n'est-ce pas déjà parler du « savoir-infirmier » ?

En 1965 s'ouvre à Lyon une école d'enseignement infirmier supérieur : EIEIS, qui devient en 1978 un département d'enseignement infirmier supérieur de l'IIFSCS et, de rattachée au ministère qu'elle était, elle devient dépendante des Hospices Civils de Lyon. Le « savoir-infirmier » fait un bond. Il n'est plus uniquement lié à un enseignement médical mais génère sa propre recherche et pousse à une réflexion sur le rôle propre des soins et des professionnelles dans la profession infirmière. Le soin cherche son sens et sa raison d'exister.

En 1968, il y a, en raison d'un facteur sociologique à ne pas oublier (5), une contribution à l'amélioration du

(1) WEHRLIN (N.), « Profession Infirmière en France », 1984.
(2) Arrêté du 17 juillet 1961, paru au *JO*, 21 juillet 1961.
(3) Annexe du 5e rapport du comité OMS d'experts des soins infirmiers, Genève, 1966.
(4) HENDERSON (V.), *Principes fondamentaux des soins infirmiers*, 1969.
(5) Mouvement national de contestation des étudiants, mai 1968.

processus de réforme des études. C'est là qu'est née pour la profession l'idée de « réforme ». Les infirmières réunies au sein de l'ANFIIDE appellent leurs collègues à un engagement individuel ou collectif dans les travaux de recherche et de réforme entrepris à tous les niveaux des services de santé et d'enseignement infirmier. Elles demandent qu'aucune mesure ne soit prise dans ces domaines sans que les représentants élus de la profession infirmière aient eu la possibilité d'étudier le projet et de participer à la décision.

Les élèves infirmières de la région parisienne et de certaines écoles de province (mais pas dans toutes) se sont déclarées solidaires du mouvement de contestation étudiant. Elles ont voté à la majorité absolue la grève des cours et des examens, en vue de travailler en commissions, la manière de repenser la formation quant à son contenu et la durée des études. Cependant, malgré ces événements, il ne faut pas oublier les années de travail de nos aînées. Celui-ci s'était concrétisé dans le séminaire de Sèvres où des infirmières responsables des soins sur l'ensemble de leur établissement cherchaient à définir leur fonction, leurs responsabilités par rapport à la qualité des soins (1).

Tous ces mouvements ont une portée sur le « savoir-infirmier », car c'est à travers eux que les professionnelles et les élèves prennent conscience de leur existence propre et de leur spécificité.

Cependant, il faut attendre la présentation, par le Ministère, du programme des études de 1972, pour voir employer pour la première fois dans un document français l'expression *soins infirmiers*. En effet, jusque-là, les lieux d'exercice professionnel sont précisés, mais l'infirmière n'a toujours, officiellement, qu'un rôle d'exécutante des prescriptions médicales (2). Peu à peu l'image de l'infirmière est assez élaborée et le législateur insiste sur sa formation et sa compétence technique.

La lecture des programmes de 1954 à 1979 montre qu'avant 1962 les élèves recevaient un enseignement médical et apprenaient ce qu'elles pouvaient de leur pratique

---

(1) Mlle GRANLOUP, de Caen, Mme ROSSI, de Lyon, création de l'école de cadres de la Croix-Rouge Française en 1951, celle de l'Assistance publique en 1962 (références données par G. HACQUART, docteur en économie.

(2) MAGNON (R.), *Le Service infirmier ces trente dernières années*, Paris, 1983.

infirmière en stage. Après 1962, les enseignantes leur demandent de réaliser des observations de malades. Bien qu'un nouveau personnage apparaisse au niveau des programmes : le malade, les cours restent orientés vers la médecine curative. Les élèves apprennent un savoir d'exécution.

Le programme des études d'infirmières de 1972 et 1979 élargit le rôle de l'infirmière (1). L'aptitude de celle-ci à distinguer clairement les différents éléments d'une situation de soin, afin d'être en mesure de discerner rapidement ce qui va permettre de maîtriser une situation, apparaît nettement : *l'infirmière donne les soins infirmiers en fonction du rôle propre qui lui est dévolu.* Ce rôle propre lui est dévolu par les textes législatifs (2).

En 1975 apparaît la création du cadre infirmier supérieur : l'infirmière générale (3). Se situant au niveau de l'équipe de direction de l'hôpital, ce cadre infirmier a une influence notoire sur l'élaboration du soin. De ce fait, il est le garant de la maintenance d'un savoir propre pour l'infirmière dans la pratique quotidienne.

Par ailleurs deux autres textes très importants pour la profession apparaissent.

L'arrêté du 8 avril 1975 du Secrétariat aux universités crée la maîtrise des sciences et techniques des organisations sanitaires, option gestion hospitalière, à l'université Paris-Dauphine.

L'arrêté du 30 juin 1977 du Secrétariat d'État aux Universités autorise les universités Lyon I et Lyon II à délivrer la maîtrise des sciences et techniques sanitaires et sociales ou MSTSS (4).

En effet ces textes sont importants pour la notion de « savoir-infirmier », car ils lui offrent la possibilité de prendre forme et dimension.

Entre 1978 et 1984, différents textes législatifs (5) traitent du rôle propre de l'infirmière, de sa mission

---

(1) Arrêté du 12 avril 1979, paru au *JO*, 14 avril 1979, et annexe non parue au *JO*, publiée au *Bulletin Officiel du ministère de la Santé*, n° 79-16, folio 16-515.

(2) Loi n° 78-615 du 31 mai 1978, *JO*, 1er juin 1978.

(3) Décret n° 75-245 du 11 avril 1975, *JO*, 15 avril 1975.

(4) L'EIEIS délivrait jusque-là uniquement le Diplôme d'enseignement infirmier supérieur, depuis 1965.

(5) Arrêté du 28 octobre 1978, non paru au *JO*, non paru au *B.O.* du ministère de la Santé.

éducative, préventive et d'encadrement. Ils déterminent la fonction infirmière et les actes qui lui sont propres. C'est l'infirmière qui devient acteur. Elle est en scène pour une action efficace. Elle est supposée implicitement posséder un savoir propre, et n'est-ce pas déjà une reconnaissance de droit et de fait ?

Pour déterminer l'orientation de la législation relative à la profession infirmière, il semble nécessaire de partir des définitions de l'infirmière de 1946 et 1978.

Celle de 1946 a d'abord été : *Est considérée comme exerçant la profession d'infirmière, toute personne qui donne habituellement soit à domicile, soit dans les services publics ou privés d'hospitalisation ou de consultation, des soins prescrits ou conseillés par un médecin* (1).

Puis, en 1978, elle est devenue : *Est considérée comme exerçant la profession d'infirmière, toute personne qui en fonction des diplômes qui l'y habilitent, donne habituellement des soins infirmiers sur prescription ou conseil médical ou en application du rôle propre qui lui est dévolu (...). En outre, l'infirmière ou l'infirmier participe à différentes actions notamment en matière de prévention, d'éducation de la santé et de formation ou d'encadrement* (2).

Cette loi a été suivie d'un décret d'application le 12 mai 1981 (3) annulé en mars 1984 et remplacé par le décret du 17 juillet 1984 (4). La définition de 1978 modifie l'article L. 473 du Code de la santé publique sur la définition de l'infirmière. Elle met en évidence que l'infirmière

— peut agir sur prescription ou conseil médical,

— possède un rôle propre lui permettant de participer à différentes actions, notamment en matière de prévention, d'éducation de la santé, de formation et d'encadrement.

A côté de celles citées plus haut, quatre autres dates sont à retenir.

— Le 25 octobre 1978, le diplôme d'État Infirmier est homologué et placé au niveau du Brevet de Technicien Supérieur. Ceci signifie que l'image de l'infirmière est celle d'un technicien supérieur.

---

(1) *Code de la santé publique*, Loi du 8 avril 1946, art. L.473.
(2) Loi n° 78-615 du 31 mai 1978, parue au *JO*, 1er juin 1978.
(3) Décret n° 81-539 du 12 mai 1981, paru au *JO*, 15 mai 1981.
(4) Décret n° 84-689 du 17 juillet 1984, paru au *JO*, 24 juillet 1984.

— Le programme de 1979 fait passer à trois ans la formation de base des études d'infirmières. Il est fondé sur l'apprentissage du processus de soins qui renvoie en quelque sorte à la définition de la fonction infirmière des textes.

— La loi du 12 juillet 1980 (1) s'attache à une réglementation disciplinaire. Les fautes professionnelles peuvent être jugées non plus uniquement par des médecins mais également par des infirmières. Cette loi n'a jamais eu de décret d'application. Ceci est assez significatif d'un désir de reconnaissance professionnelle sans un aboutissement véritable.

— Puis l'évolution s'accélère. C'est ainsi que le 12 mai 1981, un décret précise, en dehors de la liste des actes infirmiers, que l'infirmière n'a plus un rôle dépendant uniquement de la prescription médicale mais lié à la connaissance que l'infirmière acquiert de la personne par la démarche de soins. Il renforce l'application du rôle propre et la liste des actes infirmiers. Cela peut être un pas décisif pour la reconnaissance du « savoir-infirmier ».

En 1983, aux Journées nationales des infirmières diplômées d'État (2), le secrétaire d'État chargé de la santé au ministère des Affaires sanitaires et sociales et de la solidarité nationale reconnaît implicitement un savoir propre aux infirmières, mais lui non plus ne le nomme pas : *La fonction infirmière préventive, éducative et curative se situe tout à fait en complémentarité de l'intervention des autres acteurs de santé. Elle est, à côté de la fonction médicale, une autre fonction spécifique d'une autre nature* (3). Les infirmières ont donc droit à la parole quant aux soins à distribuer. Ceci repose la question de la formation de base et celle des connaissances à y intégrer.

En 1984, le décret du 12 mai 1981 fixant le rôle propre de l'infirmière, est annulé par le Conseil d'État. Ceci prouve la fragilité de la profession. Le 24 avril 1984, pour la première fois dans l'histoire de la profession, les infirmières se mettent en grève. En juillet 1984 un nouveau décret paraît. Des compétences infirmières sont fixées et

---

(1) Loi n° 80-527 du 12 juillet 1980, *JO*, 13 juillet 1980.
(2) Journées de perfectionnement, Aix-les-Bains, *La Profession d'infirmière : disparition… pourquoi ? Evolution… comment ?*, ANFIIDE, octobre 1983.
(3) M. Hervé, secrétaire d'État chargé de la santé, discours prononcé au Congrès national des infirmières, Aix-les-Bains, octobre 1983.

leur rôle propre reconnu (1). Ce texte apporte quelques changements. En effet, nombreux sont les soins ajoutés (Art. 3 à 7) tels que *les soins courants aux personnes placées en milieu stérile, aux nouveau-nés et prématurés placés en incubateur, aux personnes atteintes d'affections métaboliques, alimentation par sonde*, etc. Pour d'autres soins, des précisions sont apportées : *Élaboration et gestion du dossier infirmier, branchement et surveillance d'une dialyse péritonéale*... Le vocabulaire apporte un sens nouveau. Il est affirmé par exemple que les soins infirmiers *sont de nature technique, relationnelle et éducative* au lieu de *peuvent être*. On lit également : *L'infirmière est habilitée à accomplir* et non plus *à participer à l'élaboration...*

Les articles 4 et 5 tiennent compte de la situation réelle de nombreuses infirmières qui travaillent hors de la présence des médecins (entreprises, établissements scolaires).

Leurs compétences sont élargies et précisées. Leur rôle est affirmé : *L'Infirmière propose, organise, participe, collabore* (art. 7) au lieu de *suggère*.

A première vue, la législation peut paraître éloignée de notre sujet. Cependant, en approfondissant davantage, nous nous apercevons, qu'au contraire, les textes législatifs sont une aide pour la reconnaissance officielle du « savoir-infirmier ». Connaître les lois, combattre pour concilier loi et travail, c'est aussi préparer l'autonomie de la profession.

Il est vrai que le contenu des documents législatifs reste flou. Mais il influe de manière déguisée sur la formation infirmière et le devenir du « savoir-infirmier ». En effet, le point capital, comme nous l'avons déjà souligné, est que le mot savoir n'est jamais employé. Il est parlé de rôle propre, de fonction, de compétence, d'initiative. Cela n'est pas suffisant. Les prestations infirmières appellent une reconnaissance plus précise. Pourquoi est-il donc si difficile de leur concéder officiellement ce qui est affirmé implicitement ?

Ce flou laissé par les textes provient sans doute, volontairement ou involontairement, du fait que la réalité du travail infirmier est ignorée par le législateur. La spécificité du « savoir-infirmier » a du mal à être reconnue, et ceci malgré les réformes écrites.

---

(1) Décret n° 84-539 du 17 juillet 1984, *JO*, 25 juillet 1984.

Cependant, en nous référant aux textes, à notre conception du « savoir-infirmier », à sa définition, nous remarquons qu'il y a une reconnaissance officielle d'un savoir d'exécution. Ce n'est pas un savoir défini par rapport à un contenu, mais par rapport à une personne : l'infirmière. L'élément qui constitue à la fois l'essence même du « savoir-infirmier » et sa différence avec les autres professions de santé n'apparaît pas. Néanmoins, une reconnaissance officielle existe, et elle se rapporte au premier volet de ce savoir : le savoir scientifique. Ceci montre la complexité qui sous-tend le « savoir-infirmier » et son utilisation.

Les faits historiques nous ont aidé à découvrir la reconnaissance d'un « savoir-infirmier » s'apparentant à un savoir se référant à des actes, et aux connaissances utiles pour les effectuer. Mais le « savoir-infirmier » est plus qu'une série d'actes à effectuer. Il se réfère à des connaissances variées, pouvant se recombiner indéfiniment dans diverses situations, en apportant justement l'irremplaçable au contenu et à l'approche des soins infirmiers.

Les lois précèdent l'élaboration du vrai « savoir-infirmier ». Elles en font un savoir de compétence, un savoir où l'infirmière a des règles à appliquer. Une personne est infirmière à partir du moment où elle exécute sans erreurs certains actes. Il s'agit donc de la reconnaissance d'un savoir de rôle.

Il se dégage aussi l'évidence que la fonction infirmière est définie par rapport à des actes prescrits. Aussi toute la richesse d'initiatives, d'observations, de jugements, de synthèses, de décisions, ne peuvent que se glisser officieusement, en cumul avec des tâches d'exécution.

De la recherche de la connaissance du « savoir-infirmier », que nous venons de conduire à travers l'histoire de la profession, il apparaît que ce dernier existe potentiellement, mais ne peut s'exprimer. C'est pourquoi il n'est jamais question d'un « savoir-infirmier ». Un savoir « en général » est quelquefois mentionné. La véritable adéquation du « savoir-infirmier » au travail infirmier, et du sens du travail infirmier utile à la société n'est pas perçue par les partenaires sociaux ni par le législateur. L'est-il au moins par les professionnelles elles-mêmes ? Les événements de mai 1968 et avril 1984 le laissent pressentir.

Nous venons de voir qu'il est indispensable *d'étudier les professions en ne faisant pas abstraction de leur his-*

toire (1). En effet, au plan de l'exercice professionnel pur, les textes de lois et les décrets ont pour intérêt de contribuer à étendre l'exercice à un certain nombre d'actes, et d'offrir la possibilité aux professionnelles de développer elles-mêmes, de manière indépendante, leurs connaissances, et faire reconnaître leur savoir propre. Ils donnent aussi à la profession les moyens d'une autonomie accrue. Mais pourra-t-elle s'en servir ?

Les textes relatifs à la formation concourrent au même objectif (programmes 1972 et 1979). Le décret (2) du 8 avril 1981 assure la maîtrise de la formation de base par les professionnelles elles-mêmes. Il est vrai que les études d'infirmières suivirent le même mouvement, vers une évolution. Depuis dix ans déjà, les écoles ont essayé, par leur enseignement, de former des professionnelles désireuses de maîtriser le domaine des soins infirmiers et d'individualiser leurs prestations. Mais les moyens matériels mis à la disposition des élèves et les méthodes d'enseignement étaient inadaptés, insuffisants et souvent maladroits. Le résultat ne pouvait être qu'insatisfaisant. En effet, il existe toujours un hiatus avec le terrain d'application. Alors, comment amorcer le changement et le réussir ? Cependant, les différents programmes de formation apportent un enseignement suffisamment large pour que les professionnelles formées soient aptes à influer de manière positive sur le devenir de leur fonction. Mais pour cela, il devient nécessaire d'y introduire la notion de « savoir-infirmier », afin de former des élèves par rapport à un contenu professionnel et non plus par rapport uniquement à une image d'une profession. Par rapport au passé de la profession, introduire le « savoir-infirmier » dans la formation, peut nous aider à clarifier quelles infirmières nous voulons former, pour quels soins.

Désirons-nous former des techniciennes, des infirmières compétentes, responsables, épanouies, capables d'agir à différents niveaux pour que les soins soient satisfaisants et leur savoir reconnu.

Pour terminer cet aperçu sur les textes concernant la profession infirmière, nous tenons à mentionner

---

(1) HUGUES (E.C.), *Men and their work* (cité par G. Latreille dans sa thèse de doctorat d'État, *Naissances des métiers dans la France contemporaine 1950-1975*, tome 1, p. 19, octobre 1979).
(2) Décret n° 81-306 du 2 avril 1981, paru au *JO*, 4 avril 1981.

Mme Loraux, conseillère technique à la Direction générale de la santé, qui a fait porter ses efforts durant six ans sur un seul et même objectif : *doter la profession de moyens législatifs et réglementaires propres à valoriser les soins infirmiers* (1).

Ayant vu naître une reconnaissance d'un savoir scientifique pour les infirmières au niveau des textes législatifs, et après avoir parcouru les faits les plus marquants de l'histoire de la profession, il nous faut inclure dans cette partie quelques notions sur la politique de santé nationale. De là même dépend le sort réservé aux professions de santé, tant pour la formation que pour la reconnaissance de la profession et de son savoir.

Depuis six ans, il est parlé de politique globale de soins, de vision globale du malade, d'hospitalisation à domicile, de soins à domicile et de maintenance à domicile. Il s'agit là de cinq abords différents pour offrir des prestations de soins à la population française. Les infirmières étant au cœur même du problème, l'orientation politique aura une répercussion certaine sur la possibilité d'exister du « savoir-infirmier ».

Le concept de santé, il est vrai, déborde largement la médecine elle-même, pour devenir social, économique et politique. Et là, l'infirmière et son savoir doivent en tenir compte.

En 1980, à Colmar, la semaine sociale de France (2), s'est donnée pour sujet l'examen de la situation personnelle et sociale de l'Homme face à la maladie pour les deux décennies à venir. Cette vision d'avenir est utile à connaître pour orienter la formation des futures infirmières. Au cours de ces journées, les principaux orateurs se sont exprimés sur des sujets divers, avec une vision du futur. Ils ont pénétré d'un regard critique notre système de santé, et remis en cause les conceptions individuelles et collectives de la santé. Par exemple, le professeur Henri Péquinot dit : *La santé n'a jamais été donnée, elle a toujours été une conquête difficile, surmontant ou rasant, supprimant ou cohabitant avec la maladie.* D'autres, toujours au cours de ces journées, pensent que *nous sommes appelés à changer de modèle de médecin et de santé.*

---

(1) Mme LORAUX, discours in *Revue de l'Infirmière*, n° 6, 1985.
(2) 63e semaine sociale de France, *Les hommes d'aujourd'hui face à la maladie*, Colmar, 1980.

Ces suggestions interrogent le politique, car la santé n'est plus seulement une affaire de médecin. Les familles voient la santé comme un moyen de profiter de la vie, de la culture, des loisirs. L'allongement de l'espérance de vie justifie cette attitude nouvelle et l'explique. Il faudra donc que l'infirmière s'adapte à ce changement dans sa pratique et son savoir.

Depuis le 1er mai 1981, le système de santé a évolué. Cependant, le changement de gouvernement n'a pas apporté à ce jour de changement aux données du problème. Le personnel infirmier a toujours du mal à se faire écouter des instances supérieures, à maintenir sa place en tant que profession, et à trouver comment continuer sa progression vers l'autonomie.

Le gouvernement s'oriente vers une mise en place de structures de concertation et d'aide à la décision (1). Ces différents points ont une influence indirecte sur la formation qui sera donnée aux futures infirmières, donc par là même, sur le savoir. Il est à noter également que, depuis 1975, des infirmières-conseillères sont attachées au ministère de la Santé (2).

En 1986, nous dit-on, plusieurs milliers de lits d'hospitalisation seront supprimés en France. Le système de santé va être réorganisé, comme nous l'avons dit précédemment, avec une diversification des modes de soins mieux adaptés aux besoins de la population. Quelle contribution le « savoir-infirmier » peut-il apporter à cette politique de santé ? Dans les propositions de textes rendues publiques par le Ministère, le rôle de l'infirmière est, une fois de plus, ramené à une fonction d'exécutante, prise entre les luttes de pouvoir qui divisent médicaux et administratifs français (3). Quelles sont les raisons qui font de l'infirmière cette éternelle oubliée dans le partage des responsabilités ? Ne serait-ce pas le manque d'affirmation d'un savoir propre qui lui enlève sa crédibilité ?

Dans l'enseignement, la sélection des futures élèves échappe aux professionnelles. Elle est reprise par l'Édu-

---

(1) Observatoires régionaux, organisation spéciale en épidémiologie.
(2) Journées nationales des cadres infirmiers, *Les Cadres infirmiers et la gestion hospitalière : départementalisation, réforme du financement et de la tarification hospitalière*, Paris, septembre, 1984.
(3) Projet de réforme hospitalière : organisation en départements des hôpitaux publics, ministère de la Santé, 10 janvier 1983, non paru au *JO*.

cation nationale (1). Quelle place l'infirmière tient-elle au niveau de la formation ? Quel type d'infirmière cherche-t-on à former ? Quelle place faut-il laisser à la motivation ? Qui peut percevoir l'existence de ces motivations, sinon des professionnelles qui savent de quoi elles parlent, car elles les vivent ? Là, le « savoir-infirmier » n'est-il pas le facteur utile pour faire basculer cet état de fait ? Quand une profession est reconnue, elle l'est par la qualité du service rendu, lequel s'appuie sur des connaissances qui sont l'apanage du savoir. Nous avons vu que même faire des examens ou exécuter les soins prescrits par le médecin nécessitent des connaissances, qui ne s'appuient pas uniquement sur l'intuition ou l'expérience, mais sur des données scientifiques qu'il s'agit d'intégrer dans une planification des soins infirmiers. Alors pourquoi ne pas reconnaître officiellement le « savoir-infirmier » comme tel ?

Cependant, ces éléments en apparence négatifs peuvent être utilisés pour conforter la reconnaissance du « savoir-infirmier ». Par exemple, la solidarité de toute une profession le 24 avril 1984, face à une politique qui lui semblait hostile, a permis au savoir transmis par les écoles et vécu sur le terrain d'être reconnu bien que non nommé comme tel. Si cette solidarité de corps continue, alors la donnée économique pourra être prise en charge avec efficacité par les professionnelles, puisqu'elles se feront reconnaître par une « présence » dont il faudra tenir compte. Elles prendront part ainsi à la politique d'établissement, qui répond en fait à la politique générale du pays en matière de santé.

Grâce au « savoir-infirmier » défini tel que nous l'avons fait, et en nous référant à ce que nous avons énoncé quant au choix des concepts, il nous semble évident que les infirmières, en utilisant leur savoir pour prouver leur existence, seront en mesure de faire comprendre à tous que la profession infirmière est une profession comme les autres, et non une profession dépendante du pouvoir médical. La grande thérapeutique à promouvoir pour elle est donc la connaissance du « savoir-infirmier », qui permet aux infirmières de parler en collaboratrices avec les médecins, les législateurs et les autres paramédicaux.

---

(1) Arrêté du 13 juin 1983, paru au *JO*, 10 juillet 1983 ; et annexes non parues au *JO*, publiées au *Bulletin Officiel du ministère des Affaires sociales et de la solidarité nationale*, n° 83-3, folio 1563.

Un autre lien qui peut compléter les faits historiques est la littérature professionnelle. Elle permet, elle aussi, de déceler la présence du « savoir-infirmier ».

LE « SAVOIR-INFIRMIER » DANS LA LITTÉRATURE PROFESSIONNELLE

Nous nous attacherons à examiner si le « savoir-infirmier » transparaît dans la littérature professionnelle française, qui est le lieu d'affirmation face à tous les publics d'un savoir existant, et par là même une reconnaissance de fait.

Notre intention n'est pas de nous étendre sur une liste d'ouvrages professionnels ni de faire une répétition de ce que d'autres ont déjà écrit (R. Magnon, M.-F. Collière, G. Charles, etc.). Nous voulons en fait préciser l'impact de la littérature professionnelle sur le « savoir-infirmier », et montrer comment par les thèmes qu'elle aborde, elle peut être un facteur privilégié pour faire reconnaître le « savoir-infirmier » existant.

Pour tout ce qui est fondement de la profession, nous renvoyons aux ouvrages des historiens, anthropologues, sociologues (1).

Nous désignons par littérature professionnelle l'ensemble des écrits de la profession, c'est-à-dire les livres, les revues, le travail écrit des élèves, le travail écrit des unités de soins. En effet, toutes ces productions retracent le vécu quotidien de la pratique infirmière. Elles peuvent donc permettre la reconnaissance du « savoir-infirmier », son usage, sa valorisation.

Recherche de la présence du « savoir-infirmier » dans les publications professionnelles

Dans un premier temps, nous avons découvert qu'en France, au moment où nous effectuions notre recherche

(1) ATTALI (J.), *L'Ordre cannibal*, Paris, 1979.

(1980-1984), hormis la collection « Infirmière d'aujourd'hui » (Le Centurion) et les cahiers de l'AMIEC, la seule littérature professionnelle disponible sur la pratique infirmière, et pouvant nous aider à retrouver des traces écrites d'un « savoir-infirmier », réside dans les livres de soins dont les auteurs sont des médecins (1). Ils valorisent la maladie et la technique et oublient les deux autres volets du « savoir-infirmier », ceux qui en font sa spécificité en englobant le scientifique et l'humain.

La direction technique des revues et journaux à caractère professionnel est également confiée à des médecins. Et, jusqu'en 1974, ce sont les médecins qui rédigeaient la majorité des articles.

Une brève analyse nous a fait comprendre que ce qui est écrit dans les livres et les articles s'appuie, non sur une connaissance infirmière de la personne soignée, mais sur des actes à exécuter, des gestes stéréotypés et ne favorise pas l'émergence d'un « savoir-infirmier » propre. Nous constatons que le seul savoir reconnu à l'infirmière est un savoir d'exécution des ordres médicaux : *l'infirmière doit faire...* Il s'agit donc de l'exécution d'une série de tâches fragmentaires plutôt que de l'élaboration d'une approche de soins infirmiers. Le rôle de l'infirmière se borne à traiter des signes, des symptômes. L'infirmière est donc bien vue comme une auxiliaire médicale, à laquelle il n'est reconnu qu'une capacité de savoir-faire.

Entre 1971 et 1984 apparaissent des écrits professionnels différents. Ils relatent des expériences, et apportent aux enseignantes, au personnel soignant, aux élèves, des connaissances, des éléments de réflexion sur les nouveaux courants de pensée, qui ont fait leur entrée dans le domaine de la santé, telles que des données d'ordre scientifique et technique. La collection « Infirmière d'aujourd'hui » publie aussi des ouvrages qui retracent des expériences vécues ailleurs, c'est-à-dire hors de France et écrites par des auteurs étrangers ou français (2). En 1975 apparaissent les cahiers de l'AMIEC, qui regroupent des travaux professionnels exigeant une méthodologie de recherche.

(1) Collection « Bibliothèque pour Infirmières » ; collection « Diplôme d'État » ; « Les Cahiers de l'infirmière » ; le *Manuel de Médecine*, Paris, 1984 ; la revue *Soins*, la *Revue de l'Infirmière*.
(2) OZBOLT (J.), RAINE (S.), *La Profession infirmière aux États-Unis*, Paris, 1981.

Dans un deuxième temps, nous avons sélectionné ce qui, dans la littérature professionnelle écrite par des infirmières enseignantes et soignantes, favorise l'émergence d'un savoir propre. L'ensemble de ces publications est enrichi d'une bibliographie d'ouvrages ou d'articles déjà publiés sur le thème. Nous nous référons ici à la collection « Infirmière d'aujourd'hui », aux cahiers de l'AMIEC et à l'ouvrage de M.-F. Collière, *Promouvoir la vie*. Enfin, ces écrits mettent en évidence que les professionnelles ont un savoir sans pour autant le nommer comme tel, et qu'elles osent s'affirmer en leur propre nom de professionnelles, sans se faire diriger par un médecin.

En ce qui concerne la formation infirmière, la littérature écrite par des enseignantes est marquée, en 1970, par la parution du premier BIP. Son but est de faire découvrir aux infirmières les plans de soins. Mais rares sont celles qui en connaissent l'existence.

Le programme de 1972, donnant une nouvelle orientation à la formation infirmière, les enseignantes rédigent, à l'exemple des pionniers de la profession tels que H. Bachelot, C. Mordacq, M.-F. Collière, M.-L. Babouaille, A. Montesinos, S. Raine, R. Poletti (1), plus volontiers pour les revues professionnelles, des articles concernant l'apprentissage du rôle propre.

Afin de faire apparaître les idées-forces de cette littérature professionnelle, en vue d'appréhender son mouvement et l'importance qu'il convient de lui accorder quant à la reconnaissance du « savoir-infirmier », nous avons relevé les grands thèmes évoqués, puis nous les avons classés en quatre catégories :

— les soins centrés sur les besoins de la personne hospitalisée et leur conception,

— l'organisation des soins,

— la place et le rôle de l'infirmière dans l'équipe soignante,

— la formation continue.

Ce sont apparemment des thèmes banals, mais c'est le travail quotidien qui est examiné. La réflexion se fait

(1) Bachelot (H.), directrice EIEIS ; Mordacq (C.), directrice adjointe EIEIS ; Collière (M.-F.), enseignante EIEIS ; Badouaille (M.L.), directrice de l'école de cadres de la Croix-Rouge, Paris ; Poletti R., directrice de l'école d'infirmières de Genève; Montesinos (A.), enseignant EIEIS ; Raine (S.), enseignante EIEIS.

au niveau de préoccupations identiques : écrits et pratique sur le terrain ont un langage commun. Mais le fait de trouver ces évidences imprimées fait réfléchir, et est révélateur d'une prise de conscience de l'influence déterminante des connaissances sur la pratique infirmière.

En réalité, la division opérée ici en vue de pouvoir cerner l'existence du « savoir-infirmier » n'est que virtuelle. En vérité, il est essentiel d'appréhender ces éléments comme un tout, une globalité en mouvement où chaque partie est dépendante et en interaction avec ses voisines.

Les quatre points que nous venons d'identifier aident à comprendre que des soins personnalisés ne peuvent se faire sans une réflexion sur le sens d'une pratique et une organisation des soins. Cette dernière entraîne inévitablement un rôle différent pour l'infirmière en l'obligeant à établir une priorité des besoins du malade. Elle souligne la finalité des soins, et permet en plus de conscientiser cette dualité malade/soignant. Ceci est un domaine essentiel du « savoir-infirmier » qui contribue à lui donner sa spécificité.

Il est dynamisant pour la profession de voir qu'un fond de patrimoine écrit commence à se constituer. L'idée dominante, qui est la centralisation sur les besoins du malade, conduit nécessairement vers une qualité de soins, vers des soins personnalisés entraînant un plus grand respect de la personne, et débouche sur un rôle différent pour l'infirmière.

De cette littérature découle la diffusion de divers outils élaborés pour une meilleure application des soins tels les plans de soins, le processus de soins, la démarche de soins, enseignés dans les écoles d'infirmières françaises depuis 1979. Ceux-ci sont aussi un moyen de communication entre les équipes soignantes et participent à l'évolution.

Grâce aux auteurs cités plus haut, les publications professionnelles cessent d'être une nomenclature d'actes à exécuter pour devenir progressivement une littérature centrée sur la prise en charge globale de la personne soignée. Elle suit l'évolution de la conception de l'Homme malade, le rôle et le statut de l'infirmière, les questions diverses concernant l'avenir de la profession. Une amorce d'autonomie professionnelle se fait jour.

Par ces écrits, leur lecture, se développe le savoir existant au sein de la pratique elle-même, par le groupe, dans son entier : celui qui écrit... celui qui lit. Écrire favorise la circulation des informations livrées au monde de la santé, et constitue un lien entre les professionnelles. Mais écrire, c'est aussi transmettre un savoir.

Cet éveil d'une réflexion va permettre aux mentalités infirmières d'évoluer. Dès lors, les multiples interrelations, interactions, interférences, entre les différents facteurs d'évolution intellectuelle et les facteurs professionnels, sociaux, économiques et culturels, vont permettre de mieux appréhender le processus multidimensionnel du « savoir-infirmier ».

La littérature ouvre ainsi la voie à la recherche et à la confrontation des différents courants de pensée à l'intérieur de la profession. De ce fait, elle peut aboutir à l'affirmation du « savoir-infirmier » en l'identifiant comme tel. En effet, elle constitue un patrimoine écrit allant bien plus loin que l'actuel, de tradition orale et technique. Cette pensée est plus modestement à l'œuvre dans les écrits quotidiens des professionnelles. Mais cette habitude journalière les conduira peut-être vers l'envie de publier leur expérience. Le fait d'écrire constitue l'élaboration d'une pensée réflexive sur les actes posés ou à poser.

Recherche de la présence du « savoir-infirmier » dans les transmissions écrites des unités de soins

Nous allons étudier le document de travail des unités de soins de gériatrie et de médecine de l'hôpital ayant servi de référence à notre étude.

L'analyse du document utilisé par les élèves et les équipes soignantes, et servant d'outil de transmissions, doit nous permettre de mettre en évidence le « savoir-infirmier » et la manière dont les élèves intègrent au niveau du terrain ce qu'elles ont appris à l'école.

Composition générale du cahier de transmissions

Dans le cadre de notre étude, il s'agit d'un registre format 21 × 29 contenant 420 pages numérotées. Ce registre n'est pas un document individuel par malade. Chaque feuille du registre est divisée en sept colonnes dans le sens vertical et quarante colonnes horizontales, une par malade.

Comme nous l'avons dit, chaque page est donc divisée en colonnes :

— l'une est destinée à recevoir la date exacte du jour de la prescription faite par le médecin,

— l'autre est réservée au nom du malade et au numéro de la chambre,

— dans la troisième sont inscrits les divers examens à pratiquer et prescrits par le médecin,

— une quatrième indique la nature et la date de la consultation prévue,

— la cinquième comporte l'indication de traitement per os, injectable, les traitements locaux des plaies,

— la suivante se rapporte au régime alimentaire prescrit,

— enfin la dernière est consacrée aux prescriptions infirmières ; elle est intitulée divers.

La lecture par le médecin en est facilitée, mais l'information reste parcellaire, comme nous allons le voir. Ce qui fait la spécifité du « savoir-infirmier » et du soin infirmier n'apparaît pas.

Utilisation du registre de transmissions dans les unités étudiées

Pour en comprendre l'utilisation, nous préciserons d'abord que son objet principal est d'être davantage un lieu de mémorisation que de transmission aux équipes successives des informations concernant la partie exécution des prescriptions médicales.

Les personnes concernées par l'emploi de ce dossier sont :

— les personnes soignées car les faits notés sont en rapport avec leur maladie, mais la personne soignée n'a pas accès à ce document,

— le personnel infirmier de jour et de nuit, pour la transmission et la lecture des prescriptions, l'ordre d'exécution des examens médicaux des traitements, et quelquefois les résultats de certains examens, tels que taux de prothrombine, temps de Howell,

— les élèves infirmières pour l'exécution de leurs tâches.

Il pourrait être utilisé par les aides-soignantes, les médecins, la diététicienne, mais dans le cadre de notre étude il ne l'est pas.

Nous constatons ici que seul le personnel infirmier se sert de ce registre. Le médecin ne le consulte pas. Au hasard des visites médicales, il se fait expliquer oralement ce qu'il contient.

Emploi de ce registre dans les unités de soins étudiées

Le personnel soignant trace tous les jours les traits pour délimiter l'espace réservé à chaque malade, au traitement, aux examens.

Une écriture quotidienne de ce qui est à faire, surtout du point de vue technique, est réalisée soit au fil de l'événement, soit une fois par jour pour les consignes au personnel de nuit. Ce dernier répond de leur exécution sur ce même registre.

Une lecture approfondie en est faite le plus souvent par le personnel, qui revient de repos ou de congé annuel, ou encore par l'équipe du matin, quand il n'y a pas de rencontre avec l'équipe de nuit. Les autres équipes donnent les consignes plus qu'elles ne les lisent. Ce registre est archivé quand toutes les pages ont été utilisées.

Analyse quantitative des informations contenues dans ce registre

Nous avons étudié les informations qui figurent sur ce registre. Elles se rapportent :

— à 20 personnes hospitalisées en médecine,

— à 20 personnes hospitalisées en gériatrie.

Il y a un registre au niveau de chaque unité de soins. L'étude a été menée durant une période de 6 jours pour un même malade. Ceci correspond à 240 observations. Les informations relevées sont chiffrées sur le tableau n° 2.

Nature	Nombre	Pourcentage
Identité de la personne	240	3 %
Examens	3 116	40,8 %
Consultations	1 452	19,5 %
Traitements médicaux	2 453	34 %
Divers toilette, soins personnalisés	280] 360 80	4,7 %
Total	7 621	100 %

Tableau n° 2. — Nature et nombre des informations recueillies.

En lisant le contenu des informations des registres étudiés, il apparaît que les soins infirmiers sont peu notés : 360 sur 7 621 informations relevées. Ne figurent jamais le diagnostic infirmier, la description des effets des soins infirmiers, leurs résultats, leur évolution, leur réajustement. Ainsi nous nous trouvons en présence de soins pauvres en « savoir-infirmier ».

Le malade, en tant que personne, n'existe que par son nom, le numéro de la chambre et du lit. Ses réactions face à la maladie, l'évolution de retour à la santé, ne sont pas mentionnées. Cette information d'identité est reportée tous les jours. Ceci nous donne donc, pour 6 jours et 40 malades, 240 informations concernant une identité limitée qui se résume, soulignons-le, au nom et au prénom. En aucune façon il n'est fait état de la personnalité ou du tempérament, des aspirations ou craintes du malade.

Si l'on admet de consentir à écrire l'information à laquelle on attache le plus d'importance, il semblerait que l'équipe infirmière valorise en premier ce qui concerne la maladie et donc la technique, avant de se préoccuper de la personne soignée. Il semblerait qu'il en soit de même pour les élèves, car il n'y a aucune trace écrite des plans de soins qui leur sont enseignés à l'école. Le soin infirmier en soi laisse peu ou pas de traces écrites. Ainsi, parmi les 360 soins annoncés et intitulés divers, 80 fois ils seraient identifiables comme soins infirmiers correspondant au rôle propre. Par conséquent il devient difficile de les réajuster aux besoins de la personne hospitalisée et de parler de « savoir-infirmier » tel que nous l'entendons.

Dans ce registre ne transparaît que le savoir d'exécution, qui n'est qu'une partie et en même temps autre que le savoir propre. La spécificité est inexistante au niveau des écrits rapportés par ce document.

Les résultats du tableau n° 2 indique que l'outil est inadapté et mal utilisé. Beaucoup d'informations ne peuvent être transcrites dans ces registres. Cela ne nous autorise pas pour autant à conclure que l'information est égale à la valeur zéro. Elle peut être connue, parlée, et non reproduite dans l'écrit. Cela nous permet seulement de dire, qu'à un certain moment, le système n'a pas fonctionné, et nous amène à poser la question du pourquoi. Il semble que nos outils sont inadéquats et mal tenus, car empruntés à d'autres professions en particulier médicale. En effet, les rubriques citées dans ce registre reproduisent exactement le travail que le médecin demande à l'infirmière de faire. Elles ne laissent pas de place du tout au rôle propre. Dans notre étude, l'outil s'apparente donc aux points utiles au dossier médical, et ne correspond pas à une préhension de l'ensemble du travail infirmier. Il est le reflet de la pauvreté du « savoir-infirmier » transcrit... mais pas obligatoirement inexistant dans l'usage sur le terrain. En est-il de même dans l'enseignement ?

Recherche de la présence du « savoir-infirmier » dans les écrits des élèves

Les devoirs des élèves

216 devoirs ont été étudiés portant sur 12 sujets différents. Tous les sujets choisis par les enseignantes et dont les élèves avaient à traiter, envisageaient :

— l'entrée du malade,

— le motif d'hospitalisation,

— les antécédents psychopathologiques pouvant expliquer les motifs d'hospitalisation,

— les signes cliniques de la maladie,

— les prescriptions médicales.

Pour 4 sujets proposés aux élèves, la présentation de la personne et de sa pathologie s'étend au-delà du premier jour d'entrée et évoque des complications qui ont surgi.

Pour 8 autres sujets, la présentation de la personne malade s'arrête au premier jour d'hospitalisation.

Nous avons essayé de retirer de ces travaux rédigés par les élèves, en réponse aux cas qui leur étaient soumis, les éléments qui permettent de déceler un « savoir-infirmier ». Pour cela, nous avons élaboré des critères d'appréciation du « savoir-infirmier » :

Critères d'appréciation du « savoir-infirmier »

Pour nous, un critère est un indicateur qui permet de donner une appréciation qualitative ou quantitative des éléments exploités (1).

Ce terme reçoit dans le domaine de la recherche indistinctement les noms suivants : donnée, item, indicateur, standard, variable, paramètre, indice.

Il peut être exprimé sous formes diverses : valeur mesurable d'un élément physique ou biologique, élément clinique observable.

Nous avons choisi d'appliquer à chacun des modes de recueil l'ensemble des critères formulés au cours de l'élaboration de la méthode.

Nous avons pris comme critère la phrase, c'est-à-dire un ensemble de mots délimité par un point.

Nous avons retenu pour la représentation du « savoir-infirmier » des phrases indiquant :

— les techniques de soins,

— les relations,

— les sentiments cachés,

— une démarche mentale,

— une action mise en place par l'infirmière ou l'élève à la suite d'une prescription médicale,

— un savoir-opinion,

— un savoir-être,

— un savoir-information,

— un savoir-faire,

— un savoir discriminatoire,

(1) PINTO (Roger), GRAWITZ (Madeleine), *Méthodes des sciences sociales*, Paris, 1964.

— l'intégration dans la manière de soigner des connaissances théoriques et pratiques, liées à l'expérience,

— les informations médicales concernant la personne soignée,

— l'évaluation de l'action infirmière,

— le soin personnalisé.

Nous avons retenu les thèmes suivants qui auraient dû être trouvés dans le corrigé en raison de la nature de la question :

— connaissances en sciences humaines en rapport avec la situation de la personne soignée,

— informations à la personne soignée sur ce qui se passe au moment d'un examen ou d'une intervention et après,

— informations de nature psychologique : malade anxieux, énervé, etc.,

— informations sur la situation sociale : célibataire, marié, date de naissance, prise en charge, etc.,

— informations d'ordre médical : traitement, examens, etc.,

— informations de type psycho-afectif et social : comment la personne malade vit sa maladie, les ressources qu'elle possède pour s'en sortir…

— informations relevant du rôle propre de l'infirmière : éducation sanitaire, diagnostic infirmier, soins relevant de prescriptions médicales, etc.

Les tableaux suivants indiquent de manière quantitative les informations fournies par les écrits des élèves de première, deuxième et troisième années. Nous avons retenu 4 devoirs par élève et par année à raison de 2 devoirs de médecine et 2 devoirs de chirurgie. Il s'agit de 68 devoirs pour les élèves de première année, de 68 devoirs pour les élèves de deuxième année et de 80 pour les élèves de troisième année. Pour les trois années, nous obtenons un total de 216 devoirs étudiés sur 6 mois : de janvier à juin 1981 pour ceux des première et deuxième années et de mars à août 1982 pour ceux des troisième année.

Nature de l'information \ Nombre d'informations	Médecine 34 devoirs	Chirurgie 34 devoirs	Total 68
Connaissances en sciences humaines en rapport avec la situation	0	0	0
Informations sur ce qui se passe au moment de l'examen ou intervention et après	0	0	0
Informations de nature psychologique	20	24	44
Informations sociales : marié, célibataire	54	57	111
Informations sur les connaissances médicales	78	85	163
Informations psycho-affectives et sociales	10	15	25
Informations relevant du rôle propre de l'infirmière	2	4	6
Total	164	185	349

Tableau n° 3. — Devoirs des élèves de 1re année.

Sur 349 informations, les informations médicales sont les plus importantes (163). Viennent en 2e position celles concernant l'identité de la personne (111). Les informations concernant le côté pathique des soins infirmiers sont peu nombreuses (44, 25, 6). Les informations demandant une écoute attentive du malade sont inexistantes. Que signifie ce fait ? Les élèves sont-elles trop préoccupées par l'apprentissage des gestes techniques ? Quelle est leur connaissance quant à la signification du terme soigner ?

Nombre d'informations / Nature de l'information	Médecine 34 devoirs	Chirurgie 34 devoirs	Total 68
Connaissances en sciences humaines en rapport avec la situation	0	0	0
Informations sur ce qui se passe au moment de l'examen ou intervention et après	1	4	5
Informations de nature psychologique	18	34	52
Informations sociales : marié, célibataire	65	56	121
Informations sur les connaissances médicales	85	102	187
Informations psycho-affectives et sociales	5	12	17
Informations relevant du rôle propre de l'infirmière	34	17	51
Total	208	225	433

Tableau n° 4. — Devoirs des élèves de 2e année.

Dans ce tableau, bien que la prédominance des informations reste celui des indications médicales (187) et sociales (121), les élèves abordent davantage le côté psychologique des soins (52, 51, 17). Le patient est davantage compris. Cependant il reste une lacune importante au niveau de la connaissance de la personne face à sa maladie (0). Quelques phrases apparaissent se rapportant à l'information du malade (5). Nous constatons que dans l'ensemble, en 2e année, le rôle propre est mieux cerné. Les informations non médicales restent pauvres. Cela signifie-t-il que la formation est encore trop orientée vers le côté de la profession apparenté au médical ?

Nombre d'informations / Nature de l'information	Médecine 40 devoirs	Chirurgie 40 devoirs	Total 80
Connaissances en sciences humaines en rapport avec la situation	2	1	3
Informations sur ce qui se passe au moment de l'examen ou intervention et après	2	3	5
Informations de nature psychologique	20	41	61
Informations sociales : marié, célibataire	100	122	222
Informations sur les connaissances médicales	140	180	320
Informations psycho-affectives et sociales	8	12	20
Informations relevant du rôle propre de l'infirmière	40	20	60
Total	312	379	691

Tableau n° 5. — Devoirs des élèves de 3e année.

Dans ces devoirs, sur 691 informations, plus de la moitié concernent les connaissances médicales (320). Néanmoins apparaissent davantage d'informations prenant en compte la personne. Ainsi nous avons 60 informations concernant le rôle propre de l'infirmière, 20 se rapportent à l'être psychosocial de la personne malade. Quelques informations prennent en compte l'aspect purement relationnel des soins (3, 5). Nous constatons une progression de la compréhension du rôle propre. Mais l'élève est en fin de 3e année encore orientée vers l'aspect technique de la profession.

Ces tableaux peuvent nous interroger sur l'enseignement dispensé actuellement dans les écoles. En effet, quel comportement infirmier cherche-t-on à développer : infirmière autonome ou infirmière auxiliaire du médecin ? L'enseignement prédispose-t-il à la reconnaissance d'une profession autonome ou d'une profession dépendante de la profession médicale. Or demain ces élèves deviendront professionnelles et n'auront pas d'autres occasions d'apprendre à placer leur réflexion dans le champ de la personne soignée. Là se noue et se joue la pauvreté actuelle et future du « savoir-infirmier » si rien ne change.

En vue d'une analyse qui nous permettra d'arriver à un aspect général de la présence du « savoir-infirmier », nous regrouperons les informations fournies par les tableaux n° 3, 4, 5, en un tableau n° 6. Ainsi nous obtenons un total de 1 473 informations que nous répartirons, pour plus de clarté, dans les mêmes rubriques que précédemment pour faire apparaître la présence et les sources du « savoir-infirmier ».

Nature de l'information	Nombre
Connaissances en sciences humaines en rapport avec la situation	3
Informations sur ce qui se passe au moment de l'examen ou intervention et après	10
Informations de nature psychologique	157
Informations sociales : marié, célibataire,	454
Informations sur les connaissances médicales	670
Informations psycho-affectives sociales	62
Informations relevant du rôle propre	117
Total	1 473

Tableau n° 6. — Récapitulatif des tableaux n° 3, 4, 5.

Les informations médicales et sociales sont les plus nombreuses (670 et 454). Les informations les moins nombreuses sont celles se rapportant aux sciences humaines.

A travers ces devoirs d'élèves, il est facile de constater que la conception médicale des soins ressort de façon flagrante, oubliant l'aspect conception infirmière des soins. La future professionnelle, formée par le programme de 1979 et promise dans les textes à la possession d'un rôle propre infirmier, s'efface dans la réalité et redevient l'auxiliaire médicale.

En comparant notre système de correction et le corrigé type remis aux élèves par les enseignantes, nous avons mis en évidence que celles-ci ne cherchent pas à évaluer un savoir spécifique mais un contenu de cours orienté vers le médical. Donc l'apprentissage et ses méthodes tronquent le projet.

Doit-on voir, d'après ces résultats, une méconnaissance de ce qui doit s'enseigner pour qu'un « savoir-infirmier » puisse éclore, ou encore une incapacité à faire sentir les liens entre sciences diverses et soins ?

Doit-on voir là l'économie d'une recherche du savoir qui passerait par une recherche sur soi et donc une remise en question ?

A notre avis cet état de fait peut s'expliquer :

— par le choix fréquent d'étude de cas relevant de l'urgence et faisant référence au passé des enseignantes. Ainsi sur 12 sujets proposés, 10 relèvent de l'urgence ;

— par les difficultés des enseignantes (relevées au moment des corrections) pour évaluer ce type d'épreuve à partir du rôle propre. En effet, ce dernier est peu clarifié et porte sur une conception des soins trop limitée au médical et au technique, oubliant ainsi la notion infirmière pure.

Les enseignantes, de par leur passé professionnel et leur situation actuelle, ainsi que par la responsabilité de formation qui leur incombe, sont au cœur du changement. Leur travail oscille entre le passé porteur de valeurs, d'habitudes et de certitudes liées à une façon de soigner, ayant comme modèle les actes médicaux, et l'avenir qui peut utiliser à plein le savoir propre, lié au rôle infirmier. Les soins infirmiers, définis jusqu'en 1972 par l'application des prescriptions médicales, des soins d'hygiène et de confort, isolant le corps de l'esprit, se trouvent en rivalité avec une autre conception récemment avancée : celle de l'Homme traitée dans sa globalité. Cette seconde conception est seule capable de redonner sa valeur SOIN et sa valeur « SAVOIR-INFIRMIER » au service dont est chargée l'infirmière.

A la vue de ces résultats, nous pouvons dire que la concrétisation du « savoir-infirmier », telle que nous l'avons identifiée, n'apparaît actuellement ni chez les praticiennes ni chez les élèves. Les moyens de transmissions écrites, utilisés dans les unités étudiées, ne permettent pas sa transcription. En effet, nous avons vu que ce qui relève réellement du « savoir-infirmier » est mentionné seulement 80 fois sur 7 621 informations (tableau n° 2). Les élèves quant à elles s'attachent principalement à ce qui a trait aux gestes à base médicale.

Nous sommes donc au cœur de la problématique du changement et des pertes de savoir qu'elle implique, remplacées par l'assimilation d'apports nouveaux. Mais ce choix qui conduit à un deuil par pertes des habitudes, et qui pourtant nourrirait la réflexion, est douloureux à la profession en raison de l'insécurité que lui laisse un enseignement pauvre en « savoir-infirmier ».

En effet, si la nouvelle conception des soins centrés sur la personne prise dans sa globalité n'est pas vue comme nécessaire et obligatoire pour diagnostiquer et organiser les soins, le changement vers une amélioration de la qualité des prestations infirmières ne peut être espéré de façon réaliste. Or ces connaissances une fois apprises, appliquées, intériorisées, trouvent largement leur place dans la pratique, voire dans l'écriture. Ainsi nous pourrions espérer une maturation professionnelle retrouvable dans les devoirs d'élèves certes, mais mieux encore dans les écrits des professionnelles transmettant leurs remarques sur les activités liées à leur rôle propre, tant dans les transmissions d'équipe que dans les revues ou dans les livres, et dans les mémoires de fin d'études.

Le « savoir-infirmier » prendrait donc corps d'autant plus que l'écriture fait obligation de prendre du recul et pousse vers une analyse de la pratique pour l'énoncer clairement. Savoir intellectualiser les problèmes que pose la maladie en cherchant à comprendre les phénomènes physiopathologiques, culturels qui l'expliquent, peut permettre de surmonter plus sereinement les difficultés d'ordre affectif que risque de rencontrer la soignante.

La première étape vers ce changement que l'on peut espérer est celle de l'analyse qu'entraîne ces transmissions orales. Aussi allons-nous les examiner.

Transmissions orales des unités de soins retranscrites par les élèves

Pendant leurs stages, les élèves ont assisté à des relèves orales (1) entre les équipes soignantes. Elles les ont retranscrites afin que nous puissions les étudier et mettre en évidence, grâce à cet autre moyen, ce « savoir-infirmier » qui existe sur le terrain.

L'analyse quantitative a été retenue pour exploiter le travail des élèves. Nous avons gardé les mêmes critères que ceux employés pour analyser les devoirs.

Il s'agit de 10 relèves et du discours de 50 infirmières (5 infirmières à chaque relève) et de 20 élèves (2 élèves à chaque relève), d'un même hôpital, d'une même école.

Pour mettre en évidence le « savoir-infirmier », nous avons essayé de retrouver dans leurs discours les éléments correspondants à notre définition du « savoir-infirmier ».

Nous avons cherché si ces personnes, au niveau des soins, se posaient des questions par rapport aux comportements des malades, réinséraient leurs connaissances théoriques et pratiques dans la situation présente, posaient un diagnostic infirmier, entreprenaient des actions purement infirmières et évaluaient leurs soins par rapport aux réactions du malade, ou si elles se transmettaient des connaissances d'ordre pharmacologique, pathologique, de surveillance de traitement.

Le tableau suivant chiffre ces résultats. Il fait également apparaître les expressions clés, phrases considérées par les infirmières comme révélatrices du comportement des malades et engendrant une action infirmière autonome.

(1) Relève : acte par lequel une équipe d'infirmières informe oralement l'équipe suivante des points nouveaux sur lesquels sa responsabilité aura à s'exercer par rapport aux malades et aux soins.

Élément du savoir infirmier	Discours des infirmières	Discours des élèves
Expressions clés	42	0
Interrogations des infirmières	32	0
Réinsertion des connaissances ou expériences	38	0
Action purement infirmière	50	0
Diagnostic infirmier	31	0
Évaluation de l'action	39	9
Question de pharmacologie, pathologie	2	18
Surveillance de traitement	29	40

Tableau n° 7. — Contenu des transmissions orales.

Ce tableau indique que les actions infirmières sont déclenchées pour 42 infirmières par un mot, une phrase, considérés par les infirmières comme révélateurs du comportement des malades ayant engendré une action autonome de l'infirmière. Ces éléments clés prononcés par les malades ne pourraient-ils pas être également l'expression d'une recherche des malades pour se reconstruire un autre équilibre ?

32 infirmières se posent des questions quant aux comportements des malades : *Pourquoi Mme T... n'a-t-elle pas voulu discuter avec sa voisine ce matin ?... Elle nous dit qu'elle l'épuise... Il serait peut-être utile de changer Mme T... de chambre...* Cela prouve que les infirmières distribuent des soins réfléchis, essaient de considérer la personne malade comme une personne responsable.

38 infirmières réinsèrent leurs connaissances dans les soins : *le comportement de Mme O... était identique chaque fois qu'une nouvelle malade arrivait.*

50 infirmières décrivent des actions purement infirmière : *M. S... a toussé toute la nuit, il faut peut-être veiller à ce que l'air de la chambre ne soit pas sec.*

31 infirmières ont posé un diagnostic infirmier : *M. N... dit avoir peur de rester seul. C'est pour cela qu'il est angoissé.*

39 infirmières ont évalué leurs actions en considérant le comportement des malades après qu'elles eurent mis des soins en place : *Le fait d'avoir frictionner le dos de Mme O... l'a calmée.*

2 personnes soulèvent des questions d'ordre pharmacologique et pathologique. Ceci vient peut-être du fait qu'il s'agit de service de médecine et de gériatrie.

29 personnes parlent de la surveillance thérapeutique : *M. B... ne supporte pas son* Bactrim, *il est plein d'urticaire, je l'ai signalé à l'interne.*

Le tableau n° 7 fait apparaître dans le travail quotidien des infirmières leurs réactions face au discours ou au comportement des malades, le diagnostic infirmier qui en découle, les actions qui suivent, puis l'évaluation de cette action. Tout le processus de soins mis en œuvre pour soigner les malades se déroule dans ce tableau. La lecture de ce tableau permet de dire qu'au cours des transmissions orales les infirmières utilisent leur savoir spécifique. Ce dernier est présent de manière implicite dans leur travail quotidien. Pour répondre aux besoins des malades elles ont puisé dans différentes connaissances et en suivant le tableau n° 7 nous voyons qu'elles n'ont pas simplement appliqué un corps de connaissances théoriques ou techniques. Elles ont reconnu une situation et ont posé une hypothèse en réinsérant leurs connaissances dans cette situation pour permettre aux malades d'avoir des soins personnalisés.

Le processus employé par les infirmières s'appuie donc sur l'observation, l'analyse, la compréhension, le jugement, la théorisation, l'action, l'évaluation de cette action. N'est-ce pas là la base d'un raisonnement scientifique ?

Les cinq premières zones du tableau sont celles où l'infirmière va puiser pour faire la synthèse et décider de son rôle propre. Elles sont donc le lieu de son savoir. La soignante agit en personne ayant des réflexions et des déductions approfondies sur un sujet.

Les trois dernières zones du tableau indiquent que l'infirmière est obligée, sur des bases de connaissances théoriques, d'adapter ses observations à la situation examinée.

L'ensemble des rubriques met en évidence que, pour soigner, l'infirmière utilise un savoir discriminatoire, reposant sur un savoir théorique et soutenu par un savoir-faire, un savoir-être, un savoir-évaluation.

Toujours d'après le tableau n° 7, il faut noter que dans le discours des élèves apparaissent surtout des questions de pharmacologie, de pathologie, de surveillance de traitement. Elles restent muettes quant au rôle spécifique. Que signifie ce fait ? Que la formation est surtout orientée vers les techniques ou que les élèves considèrent comme plus importantes les connaissances médicales ? Pourtant, il semblerait qu'à travers les modifications des programmes de formation de 1972 et 1979, la conception des soins dans les écoles françaises d'infirmières auraient évoluer plus vite que sur les terrains. Depuis bientôt vingt ans, des démarches sont en cours sur les terrains pour améliorer la qualité des soins. Cependant, malgré un désir d'autonomisation de la profession et des essais multiples, les moyens de cette amélioration sont toujours en voie d'élaboration.

Pour avoir étudier, par l'intermédiaire des élèves en stage, les transmissions orales et les transmissions écrites, nous pouvons affirmer qu'il existe un écart entre ce que les infirmières écrivent et ce qu'elles se transmettent oralement. Lors des transmissions orales, le « savoir-infirmier » est présent mais il ne laisse pas de traces de la démarche qu'il suppose avoir demandée, de l'interdépendance existant entre soignant et soigné et des résultats qu'il suppose obtenir. Il est donc possible d'en déduire qu'elles en ont besoin pour agir mais ne lui accorde pas de réelle importance, puisqu'elles ne prennent pas la décision de l'écrire.

Au terme de ce chapitre nous pouvons avancer que les faits liés à l'histoire et à la littérature professionnelle, nous conduisent à affirmer que le « savoir-infirmier » existe bien. Certains de ses volets sont reconnus officiellement. Il suffisait d'en décoder la présence comme nous venons de le faire.

Il serait donc souhaitable d'introduire dès la première année de formation le « savoir-infirmier », afin de faire prendre conscience aux futures professionnelles de leur capacité de raisonnement, de leur savoir. Ainsi, elles deviendraient des infirmières responsables, contrôlant les informations destinées au groupe professionnel sans les minimiser, en faisant ressortir du travail quotidien la spécificité de la profession.

Les données psychosociales, économiques, culturelles, sont des zones d'influence à ne pas négliger dans cette montée du « savoir-infirmier ». Nous allons en rechercher les effets dans les pages suivantes.

En effet, connaître les données psychosociales offre une approche différente des personnes en faisant prendre conscience que chaque individu a une histoire et un système de valeurs différents. Par exemple, l'adulte malade ne raisonne pas comme le vieillard. Connaître les caractéristiques d'une population que l'on soigne, cela est important, non pour le plaisir de savoir, mais pour utiliser ces connaissances, pour apporter à la personne l'aide qui lui convient le mieux. C'est découvrir l'autre, c'est aller vers lui, pour trouver ensemble une solution à son problème. Ces données entrent également dans les onze concepts du « savoir-infirmier » et lui assurent la dimension humaine.

CHAPITRE 2

LE « SAVOIR-INFIRMIER » A TRAVERS LES DONNÉES PSYCHOSOCIOLOGIQUES, ÉCONOMIQUES, ET CULTURELLES

Ce chapitre est l'occasion d'appréhender une connaissance de tout le dispositif offert aux infirmières pour comprendre les divers éléments propres à influencer, positivement ou négativement, la reconnaissance de l'existence du « savoir-infirmier ».

Cependant l'ampleur du sujet nous a amenée à diriger notre réflexion de manière non exhaustive et à nous attacher à rester le plus concret possible.

Dans notre société en mutation, où une nouvelle culture se développe, nos croyances et nos habitudes changent. Le rôle de l'infirmière est en permanence soumis à l'épreuve. Il semble donc nécessaire d'inclure ici un chapitre consacré aux données psychosociales, économiques et culturelles car il est intéressant de connaître le comportement des autres face à sa propre culture et à la profession infirmière. La soignante a parfois peu de connaissances à ce sujet. Pourtant ces dernières sont importantes pour la compréhension des différents comportements des soignés face à la maladie, et interfèrent sur la manière dont l'infirmière donnera les soins. En effet, la culture est transmise d'une génération à l'autre sous forme de préjugés ou de traditions ; parallèlement les gens doivent s'adapter à de nouvelles situations et ainsi de nouvelles habitudes se créent. La culture possède donc des éléments de stabilité et des éléments de changement. L'infirmière doit les connaître pour vaincre les préjugés, si cela s'avère utile, ou bien exploiter un comportement positif envers la profession si cela se présente, en l'occurrence, faire reconnaître son savoir comme un savoir propre, indépendant et complémentaire du savoir médical.

DONNÉES PSYCHOSOCIOLOGIQUES

Étant aussi une réflexion sur l'infirmière de demain, notre thèse sur le « savoir-infirmier » doit tenir compte des facteurs qui ont été à la source de :

— la dépendance de l'infirmière par rapport au corps médical,

— la méconnaissance de l'originalité de l'action infirmière.

Notre profession étant essentiellement féminine, il est utile, pour comprendre pleinement son rôle, en France, de tenir compte de l'image de la femme dans la société française.

Interaction entre la reconnaissance du « savoir-infirmier » et l'image de la femme dans la société française

Éléments ayant influencé positivement le « savoir-infirmier »

C'est par le truchement d'ouvrages traitant de la femme à travers l'histoire et dans la société actuelle que la perception sociale peut être la meilleure.

Des livres tels que *Le Travail au féminin*, de Gubbels (1), *L'Image de la femme dans la société*, de Chombart de Lauwe (2), *L'Égalité des femmes et des hommes* (3), *L'Émancipation des femmes*, de Llyod (4), et nous ne citons que quelques auteurs, révèlent la lutte très ancienne des femmes pour l'égalité sociale ; entre autres, le partage du savoir. L'image de l'infirmière est reliée à celle de la femme et peut par conséquent bénéficier ou pâtir du féminisme.

Le mouvement féministe apparaît sous la Révolution, mais c'est au XIXe siècle qu'il commence à s'organiser : lutte pour le droit de vote, l'éligibilité, l'égalité des salaires. En effet, une rémunération joue un rôle dans la reconnaissance d'une profession et vice versa. Cette reconnaissance sociale prouve l'estime réservée aux membres de cette profession. Et l'histoire montre que, pour les infirmières, les traitements n'ont jamais été pris en considération (5). Cet état de fait est encore présent aujourd'hui, et tous ces éléments ne sont pas sans répercussions sur le « savoir-infirmier ».

L'émancipation de la femme passe en partie par sa participation à la vie politique et syndicale, par le combat pour une libération économique et sexuelle. Cette lutte des femmes prend une valeur positive quant au rôle et au statut de la femme dans la société, car elle permettra l'établissement de mesures améliorant le travail féminin

(1) GUBBELS (R.), *Le Travail au féminin*, 1967.
(2) CHOMBART DE LAUWE (M.S.) et autres, *La Femme dans la société*, Paris, 1967.
(3) *Égalité des femmes*, ministère de la Femme, ministère des Affaires sociales et de la solidarité nationale, 13 juillet 1983.
(4) LLYOD (T.), *L'Émancipation des femmes*.
(5) Textes des Hospices civils de Lyon, Bibliothèque EIEIS, 1979.

dès 1892. La profession infirmière n'échappe pas à l'influence des effets de cette émancipation, car des infirmières sont à la tête de syndicats. Ces différents pôles de changement laissent sourdre une modification dans la reconnaissance d'un savoir propre.

Entre 1892 et 1984, de nombreuses étapes ont, bien entendu, été franchies pour la reconnaissance de la femme dans la société. Par exemple, trois femmes entrent au ministère présidé par Léon Blum. 1975 est proclamée l'année de la femme en France (1). Sur le plan national du travail, la femme demande à être reconnue au niveau social. Les infirmières peuvent espérer acquérir, grâce à cette poussée venant des femmes en général, la reconnaissance de leur statut de femmes professionnelles, qui, jusqu'à présent leur a été dénié. Elles passeront ainsi du rôle d'auxiliaire médicale dépendante à celui de collaboratrice, se référant à un savoir propre et capable d'autonomie.

Il apparaît chez les infirmières, comme chez les femmes, le refus de se soumetre sans raison et sans discussion à l'autorité conjugale ou médicale. C'est un signe de la défense des droits individuels s'opposant à la loi du groupe dont le chef reconnu jusqu'alors doit maintenant composer avec des valeurs nouvelles : droits de la femme, droits venant de la compétence, de la professionnalisation et de l'identité infirmière précisée.

Le fait que des hommes aient eu le désir de devenir infirmiers peut favoriser l'avenir du « savoir-infirmier » en entraînant la suppression de la hiérarchie du savoir entre les hommes et les femmes, la revalorisation et l'égalité des salaires. Par ailleurs, l'infirmier homme face au médecin accepte difficilement le rôle de subalterne. Cette cohabitation masculine, soignant et médecin, peut donc engendrer une reconnaissance d'un savoir propre, puisque le rapport dominant/dominé, lié au sexe, n'existera plus de façon constante.

Mais à côté de ces facteurs favorisants, d'autres ont influencé de manière négative la reconnaissance du « savoir-infirmier ».

(1) ROLL (J.), « Droits de la femme », *Échos Mulhousiens*, octobre 1983.

Éléments ayant influencé négativement le « savoir-infirmier »

La profession infirmière, comme d'autres professions, se trouve confrontée aux points suivants, dus au fait de l'évolution de la femme traditionnelle vers une femme libérée :

— difficultés d'harmoniser vie familiale et vie professionnelle,

— réinsertion des mères de famille ayant quitté la vie active pour élever leurs enfants,

— nouveaux problèmes d'éducation des enfants qui, trop libres, inventent une nouvelle façon de vivre (la violence n'est pas loin),

— déchirement ou démission des mères devant ces faits.

L'image qu'a la femme (1) dans notre société se répercute négativement sur la profession, donc sur le « savoir-infirmier ». Freud fait avancer la psychologie mais dessert la femme en la présentant comme inférieure à l'homme (2). En conséquence, il y a pour l'infirmière de grandes difficultés à assumer son rôle dans une profession à majorité féminine. En effet, par définition culturelle, la femme est dite intuitive, passive, vécue comme ne devant pas toucher aux valeurs qui sont reconnues masculines, par exemple le leadership. Cela est encore fortement présent à l'heure actuelle.

Des infirmières comme Geneviève Charles, Marie-Françoise Collière, Catherine Mordacq, pour ne citer que les auteurs des ouvrages les plus récents sur la profession, retracent son évolution en France. Geneviève Charles analyse la situation des infirmières dans la société française entre 1922 et 1978. Marie-Françoise Collière relate l'histoire de la femme soignante depuis l'antiquité, et nous apprend comment, petit à petit, les femmes sont écartées de toute voie d'accès au savoir constitué et socialement reconnu.

Ces ouvrages permettent de voir que les normes psychosociologiques de la profession ont reflété vis-à-vis de l'autorité, médicale surtout, un comportement de tendance passive, dépendant, respectueux et soumis. Cela est

---

(1) PARROT (A.), *L'Image de l'infirmière*, Paris, 1973.
(2) POLETTI (R.), conférence sur les soins infirmiers, Angers, 16 mai 1984.

dû au fait, qu'en France, l'histoire des soins est associée à celle de la médecine.

Jusqu'à ces dernières décennies, la prédominance des médecins assigne le personnel infirmier à un rôle d'auxiliaire médicale. La tradition et le pouvoir médical ont voulu que l'infirmière occupe dans la hiérarchie une place distincte et subalterne, respectant rigoureusement les instructions qui lui sont données.

La lecture de ces documents nous a fait appréhender la forte liaison entre la fonction infirmière et le fait que celle-ci soit exercée par des femmes. Bien que l'image de la femme n'ait pas été traitée ici de façon exhaustive, elle nous permet de comprendre l'interaction entre le rôle de la femme dans la société et celui de l'infirmière. Elle met en évidence l'évolution psychologique agissant sur le « savoir-infirmier ». Aussi allons-nous voir comment les usagers perçoivent, en 1982, les infirmières et leur savoir.

Les usagers reconnaissent-ils ou refusent-ils un savoir aux infirmières ?

Les 40 entretiens semi-directifs de malades que nous avons effectués à l'hôpital ont pour but de cerner l'image que se font les usagers du « savoir-infirmier ». L'image de l'infirmière véhiculée dans notre société peut aider à repérer l'existence de la reconnaissance du savoir qu'attribue la population soignée aux infirmières.

Nous avons classé les 19 thèmes relevés dans les entretiens en 6 catégories.

La catégorie *qualités humaines* correspond :
— aux qualités douce, gentille, dévouée,
— à la compétence, la dextérité, la rapidité.

La catégorie *auxiliaire médicale* rassemble :
— l'image de la femme soignante,
— l'assimilation du rôle de l'infirmière à celui du médecin,
— les valeurs véhiculées par les usagers,
— les tâches effectuées, techniciens compétents.

La catégorie *pouvoir infirmier* répond à la notion :
— autorité de l'infirmière,
— dépendance du malade,
— infirmière médiatrice entre médecin et malade.

La catégorie *pratique professionnelle* englobe :
— l'ingratitude,
— le métier ancien,
— l'ambivalence du métier.

La catégorie *image médicale* se compose de :
— l'image du médecin,
— l'autorité du médecin,
— le pouvoir médical.

La catégorie « *savoir-infirmier* » regroupe :
— les gestes techniques effectués hors de la présence du médecin,
— les explications administratives,
— les connaissances et conseils sur les soins.

Nous constatons que la totalité des personnes voit encore en 1982 l'infirmière comme *une personne douce, gentille, dévouée, au service des autres* (100 %). Comme l'entendent les malades, cela n'est bien sûr pas un élément de son savoir et de sa responsabilité propre. Mais vu sous l'angle de l'application d'une pratique soignante, cela s'imbrique dans le savoir.

Les personnes interrogées sont également sensibles à la manière d'être soignées : rapidité, dextérité, compétence (100 %). Dans le discours des personnes soignées, l'image de l'infirmière reste conditionnée par sa pratique. Compte tenu des nouveaux modèles sociaux, il est encore plus difficile pour elles d'accepter de souffrir et plus spécifiquement d'être gênées par de petits maux. Aussi restent-elles très sensibles aux qualités humaines du personnel soignant qui les entoure.

Dans la deuxième catégorie, 95 % des personnes interrogées assimilent la prestation infirmière à la prestation médicale : *C'est le médecin qui prescrit et l'infirmière qui exécute*. La représentation de l'infirmière aux yeux du public reste encore étroitement liée à celle d'auxiliaire médicale. Elle est vue comme *distributrice de petites pilules, de piqûres*... Pour les malades, l'infirmière n'a pas de savoir particulier ; elle ne fait qu'exécuter.

La troisième catégorie fait apparaître que 85 % reconnaissent un pouvoir à l'infirmière. Les usagers restent persuadés que, malgré tout, la personne souffrante est soumise au pouvoir de l'infirmière, *car les infirmières en savent assez pour impressionner le malade. Leur position les place comme médiateur entre le médecin et le malade.* Il est possible également de percevoir à travers ce discours que le malade recherche sa liberté d'Homme.

Cette troisième partie de l'analyse montre que les usagers reconnaissent un certain savoir au personnel infirmier car ils lui attribuent un pouvoir par les informations qu'il détient et qu'il applique.

En revanche dans la quatrième catégorie, l'infirmière est vue pour 92,5 % des usagers à travers une pratique qui renvoie à un savoir traditionnel de religieuse : *Les infirmières sont braves, elles ont la même vocation que les religieuses. Elles me rappellent Sœur Lucie qui m'avait soigné pour ma vésicule.* Ce savoir est invalidé par rapport au savoir médical. *J'aime bien quand l'infirmière me dit : c'est le médecin qui l'a dit. Comme cela je suis tranquille. Ce n'est pas qu'on n'a pas confiance, mais le médecin c'est le médecin.*

La pratique infirmière est perçue comme un métier ancien, donc existant depuis longtemps, un métier ingrat : *quelquefois l'agressivité s'exprime par différentes revendications auprès de l'infirmière car il n'y a pas d'objet précis sur lequel notre agressivité peut se fixer.*

Dans les 92,5 %, certains propos mettent en évidence que la personne soignée voit dans l'infirmière non seulement une soignante mais aussi une femme : *J'étais très gêné lorsque l'infirmière a dû me faire la toilette intime. Je sais que cela fait partie de son métier. Mais elles sont si jeunes.* Cela rend complexe, pour le couple malade/infirmière, les rapports avec la sexualité. De par sa fonction, l'infirmière outrepasse les limites de la pudeur du malade. Cela est valable chez 25 % des personnes interrogées, c'est-à-dire cela n'est apparu que dans le discours des hommes. En ne prenant pas en compte cette sexualité, le soignant entre dans une difficulté de communication délicate où la compréhension de son rôle par le « savoir-infirmier » peut lui donner l'occasion de traiter avec compétence et simplicité ce problème. En effet, le soignant doit décoder le langage employé par le malade et, de ce fait, se servir du savoir spécifique pour entendre, comprendre, analyser le besoin et éclaircir avec le patient sa véritable demande. Mais au cours de ses études, le soignant est-il préparé à cette reconnaissance de soi et de l'autre ?

L'image médicale correspondant à la cinquième catégorie, apparaît dans la totalité des discours (100 %) alors que nous parlions de l'infirmière. Le médecin est celui qui sait, qui a le pouvoir de guérir : *C'est le médecin qui donne le traitement, c'est le médecin qui sait de quoi je souffre*. Ce pouvoir médical n'est pas contesté par le malade. Ce pouvoir existe par le prestige de la science mais aussi grâce au silence des univers hospitaliers sur les attitudes médicales et les résultats. Cela contribue à enrichir l'image mythique du médecin et l'éloigne dans sa « gloire » des autres hospitaliers. Par ailleurs, le malade n'a pas assez de connaissances pour remettre en cause la compétence du médecin qui souvent use d'autorité et impressionne de ce fait son interlocuteur.

L'image de l'infirmière disparaît, dominée par celle du médecin. En effet, les malades ne voient pas les actes propres de l'infirmière, persuadés que ce qu'elle fait est prescrit et contrôlé par le médecin.

Il faut noter qu'il est inhabituel culturellement qu'un malade hospitalisé soit considéré comme étant capable de prendre des décisions, avec conseil médical bien entendu, pour gérer sa santé. Il est plus habituel de voir les usagers accepter la culture du lieu et se transformer en personne soumise, passive, dépendante du bon vouloir médical... qu'on a intérêt à ne pas contrarier.

Dans la sixième catégorie, 22,5 % disent reconnaître à l'infirmière un savoir propre, qui est plutôt du registre savoir-être, savoir-faire que du domaine intellectuel et discriminatoire. *Elle fait bien les piqûres, elle ne fait pas mal... Elle connaît bien son métier, elle a su m'expliquer ce que je n'avais pas compris*. Le savoir propre reconnu est un savoir pris dans la technique ou dans une répétition des informations médicales.

Les idées émises par les usagers se rapportant à leur image de l'infirmière ont donc bien leur utilité dans la reconnaissance du « savoir-infirmier ». Elles nous permettent de comprendre pourquoi ce dernier, bien qu'existant, a du mal à émerger complètement. En effet, nous l'avons constaté dans l'analyse des résultats des interviews, l'image que se font de l'infirmière les usagers n'est pas incitative de l'utilisation d'un savoir.

D'après ceci, il semblerait que l'infirmière rentre dans le jeu attendu d'elle par les usagers et ne mette pas en valeur son savoir propre. Si elle usait de façon repérable de son savoir avec un esprit discriminatoire, c'est-à-dire analyser une situation, trouver les besoins du malade avec lui, décider en accord avec le malade du programme des soins, les usagers ne lui prêteraient pas un savoir qui est un sous-produit du savoir médical. En effet, une attitude soignante basée sur un « savoir-infirmier » devrait lui faire tenir compte du savoir que le soigné possède de sa maladie et des effets qu'elle provoque en lui. Si l'infirmière se donnait la peine d'user de son savoir, cela faciliterait la collaboration soignante/soigné et la reconnaissance par ce dernier du savoir propre infirmier.

Les infirmières se reconnaissent-elles un savoir ?

Un autre élément de l'image de l'infirmière passe par ce que dit l'infirmière d'elle-même.

Il devient important d'observer si les 57 professionnelles interrogées se reconnaissent un savoir propre dans leur pratique quotidienne. Est-ce en réalisant des gestes techniques ou en s'attachant à un mode relationnel qui tient compte des besoins du malade qu'elles se reconnaissent un savoir ?

Pour répondre à ces questions, nous avons procédé par entretiens semi-directifs.

Thèmes évoqués au cours des entretiens

Les réponses aux questions posées au cours de l'entretien sur la conception du « savoir-infirmier », son existence, sa manifestation, ses contraintes pour l'exercer, les relations avec l'équipe médicale, sont regroupées en cinq catégories.

Le contenu des catégories correspond aux idées émises (dans leurs mots exacts) par les infirmières.

La catégorie *conception du « savoir-infirmier »* comprend :
— la spécificité du rôle,
— la zone d'autonomie, éducatrice de santé,
— le rôle propre reconnu par la loi,
— les soins et aide psychologique, les observations.

La catégorie *contraintes* regroupe :
— écrasée entre deux pouvoirs,
— qualités humaines,
— vie familiale, vie professionnelle,
— pas le temps d'analyser les situations.

La catégorie *rôle propre de l'infirmière* réunit les éléments suivants :
— important dans les services techniques,
— bonnes techniciennes mais pas de robot,
— collaboration, pas soumission,
— articulation entre tous.

La catégorie *existence du « savoir-infirmier »* rassemble :
— dans les gestes de tous les jours,
— expérience,
— gestes techniques, prescriptions médicales,
— reconnaissance de savoir et non de pouvoir.

La catégorie *relation avec l'équipe médicale* inclut :
— l'image de l'infirmière disparaît derrière celle du médecin,
— servir plus que collaborer.

Nous constatons que 59,6 % des infirmières voient la spécificité de leur savoir dans le fait que l'infirmière devient éducatrice de santé : *L'infirmière est une éducatrice de santé... La spécificité du rôle de l'infirmière se trouve dans ce rôle d'éducatrice de santé et le rôle propre qui nous confère un pouvoir de décision.*

La loi du 31 mai 1978 a reconnu un rôle propre à l'infirmière. Mais dans la pratique il reste du domaine du rêve... Nous voulons aussi être considérées comme des éducatrices de santé. Ainsi nous pouvons aider les gens à se prendre en charge eux-mêmes, en leur donnant des explications, des informations sur l'hygiène de vie...

N'y a-t-il pas là un indicateur d'un début de prise de conscience d'un rôle propre, donc d'un savoir, même s'il n'est pas exprimé comme tel ?

Puis 7,1 % des infirmières font allusion aux contraintes liées à l'exercice de la profession. Elles sont à la fois professionnelles et familiales : *Les horaires de travail ne sont pas compatibles avec une vie de famille. Nous, ici, on s'arrange. La surveillante essaie de concilier les exigences du service et celles de la vie de famille.*

Elles invoquent également les contraintes liées à la vie professionnelle et aux différents pouvoirs : *L'infirmière est écrasée entre deux pouvoirs : l'administratif qui la considère comme une technicienne et le médical qui ordonne des prescriptions... Le malaise que nous vivons vient du poids de ces deux pouvoirs et du manque de promotion.*

Elles soulèvent aussi les contraintes liées à l'agitation de la professionnelle elle-même : *L'infirmière court du matin au soir. Très souvent nous n'avons pas le temps de faire l'éducation sanitaire... Il faudrait pouvoir, de temps en temps, participer à des formations complémentaires à la formation de base. On n'a pas le temps... L'infirmière doit être patiente, prévoyante, organisée, calme. Mais en fin de roulement, certaines fois, on ne l'est plus.*

Ces 57 personnes n'expriment-elles pas le même désir : celui d'exister ? Elles pensent que la vie agitée de leur service ne leur laisse pas le temps d'analyser aussi profondément qu'elles le souhaiteraient les actes effectués. Subsiste donc le risque de mettre en avant la technicité des soins, d'annihiler le rôle propre de l'infirmière. Elles n'arrivent pas à faire l'effort intellectuel qui passe par une organisation de soins réfléchis avant l'exécution de la technique. Elles se donnent de ce fait l'occasion de rester des exécutantes.

La totalité des infirmières (100 %) voient leur rôle comme un rôle de technicienne, d'exécutante des prescriptions médicales tout en n'étant pas des robots : *Nous voulons être de bonnes techniciennes mais pas des robots.*

Elles voient aussi leur rôle comme une véritable articulation entre tous, médecins, familles, personnes soignées, administration : *Par la paperasserie, nous sommes même en contact avec les services de l'hôpital et ceux de l'extérieur et l'administration.*

Presque la totalité 87,7 % pensent qu'elles ont un savoir, bien que ce mot n'ait pas été prononcé : *Plus le service est technique, plus la présence de l'infirmière est importante... Avec mon expérience, mon intuition, mes connaissances, je me rends compte en rentrant dans la chambre si le malade est mal à l'aise, devrait changer de position... L'infirmière est près du malade 24 heures sur 24 et doit donc savoir tout faire. Le moindre petit geste a son importance... Nous ne voulons pas le pouvoir, mais la reconnaissance véritable de ce que nous faisons.*

Cette dernière phrase résume bien semble-t-il le désir des infirmières d'être reconnues comme existant avec leur savoir. Cela n'est-il pas révélateur d'une prise de conscience de la prèsence d'un savoir propre infirmier ?

100 % des infirmières pensent qu'actuellement encore certains médecins les considèrent non comme des collaboratrices mais comme des auxiliaires : *Il faut servir certains médecins plutôt que collaborer... Nous sommes maintenues dans une position de sous-produit médical.*

Elles déplorent que l'image de l'infirmière disparaît aux yeux du public derrière celle du médecin. Elles refusent la mise sous tutelle médicale : *La collaboration avec les médecins ne doit pas supprimer l'autonomie des infirmières... Notre formation nous fait voir différemment le métier. Je n'ai pas fait trois ans d'études pour rien. La collaboration d'accord, la soumission jamais. J'ai ma part d'autonomie et de responsabilité dans l'exécution de mes fonctions.*

Il faut également noter qu'à la question : « Comment vous situez-vous par rapport à l'équipe médicale ? », 57 personnes ont répondu : *des collaboratrices.* Cela entre en contradiction avec les discours précédents. Il y a leur désir et la réalité. Collaboratrice signifie penser ensemble l'action, donc concertation, mais la réalité est une réalité d'exécutante. Il y a prescription et exécution.

Ce pourcentage de 100 % est important quant à l'existence du « savoir-infirmier ». En effet, et nous le verrons plus loin, les infirmières se considèrent comme des collaboratrices du médecin, alors qu'elles sont considérées par les médecins comme des subordonnées. De ce fait, leur savoir, pourtant présent dans leur discours, est nié dans les faits. Cela peut être un obstacle dans l'affirmation du « savoir-infirmier ».

Les réactions des personnes interrogées nous permettent de dire qu'elles commencent à mettre en cause profondément la portée des soins et à s'interroger sur le sens de l'action sanitaire.

La définition de l'infirmière à laquelle elles font référence leur donne un rôle d'éducatrice de santé à côté de celui des soins. Donc elles devraient penser et agir en fonction de situations devant lesquelles elles se trouvent. Mais le font-elles ? Toutes sont conscientes de l'utilité d'organiser les soins. Elles sont persuadées les organiser, mais en réalité elles mettent en place des séries de tâches, par exemple : *C'est l'heure du pansement et je n'ai pas encore faire les injections*. Or, si elles organisaient les soins et travaillaient par secteur (1), s'attachaient aux soins d'une personne donnée et déterminaient ceux-ci avant de passer à ceux d'une autre personne, elles ne vivraient pas cette impression de morcellement. Cela suppose une redistribution de l'effectif et une politique de soins différente de celle appliquée actuellement. Or, pour justifier les failles, elles invoquent le manque de temps. Ces points ne sont-ils pas justement le signe d'absence d'une méthode de travail ?

Grâce aux résultats tirés des entretiens, nous pouvons avancer que pour les infirmières plusieurs savoirs se dégagent de leur pratique, de leurs attitudes, de l'analyse qu'elles font de leur pratique et de l'enseignement reçu. Ceci nous conduit vers un savoir-faire, un savoir-être. Le « savoir-infirmier » spécifique n'apparaît pas. Ces savoirs prouvent encore une dispersion, et ce n'est que regroupés qu'ils apportent le savoir à la profession.

Dans le discours des infirmières, le « savoir-infirmier » est sous-entendu et implicitement présent sans qu'elles sachent le nommer ou le mentionner comme tel, donc l'utiliser.

Pour affiner la position des infirmières par rapport à leur savoir, nous allons voir les résultats des questionnaires.

---

(1) Secteur : groupe d'une dizaine de personnes malades pris en charge en totalité par une équipe d'infirmières et d'aide-soignantes.

Résultats des questionnaires

Ces questionnaires ont été adressés à 57 infirmières en poste au centre hospitalier. 55 ont répondu.

Le questionnaire portait sur l'activité des soignants, la formation, le groupe professionnel.

A la question : « Décrivez les tâches que vous effectuez », nous avons obtenu 55 réponses, soit 100 %. Toutes décrivent les actes techniques qu'elles exécutent journellement. Ces actes sont très hétérogènes tant dans le domaine médical, qu'hôtelier, allant pour 5 % (soit 3 réponses) de la pose d'un cathéter jugulaire à la vaisselle quotidienne.

Pour les autres, il s'agit de l'exécution des prescriptions médicales, qui vont de l'installation d'un matelas alternating à celui d'un respirateur.

Elles restent fidèles à une certaine image traditionnelle centrée sur le dévouement et le sens du devoir. Attitude certes utile. Le problème vient du fait qu'elles le font sans discernement, en se mettant dans une position de subalterne. Il en irait autrement si elles agissaient en personnes autonomes, ayant une responsabilité et capables de donner des soins avec cœur, connaissances et compétence. Alors nous pourrions dire que les infirmiers agissent en se servant du « savoir-infirmier ».

En ce qui concerne les tâches qu'elles aimeraient effectuer, les 55 réponses indiquent que toutes souhaitent que leur soit acquise la prise en charge d'un groupe de personnes, où elles n'auraient pas uniquement à exécuter des consignes médicales et techniques. Elles pourraient alors avoir une disponibilité maximale pour donner leurs prestations à la personne malade.

Ce pourcentage de 100 % est révélateur d'une insatisfaction des infirmières dans leur manière de distribuer les soins. Elles désirent assurer un service à la fois généreux, intelligent, compétent. Elles commencent à prendre conscience de leur capacité d'analyse et de créativité, mais sont encore maladroites dans l'usage.

A la question : « Indiquez les informations que vous possédez effectivement et celles que vous ne possédez pas mais que vous aimeriez posséder pour soigner un malade », nous avons obtenu 55 réponses, soit 100 % pour la première partie de la question et 48 réponses, soit 87,2 % pour la deuxième partie.

100 % des personnes possèdent :

— des informations médicales se rapportant aux traitements, aux examens,

— des informations administratives.

87,2 % éprouvent le besoin d'avoir des informations plus complètes en assistant aux réunions où se prennent des décisions, notamment celles qui concernent l'information à transmettre au patient, à sa famille. Elles désirent aussi dire aux médecins ce qu'elles savent de la famille du malade et du malade lui-même en tant que personne.

13 %, soit 8 personnes, laissent la question sans réponse. Quelle signification donner à ce fait ? Ceci peut montrer que les infirmières ont des difficultés à analyser leur fonction, à cerner le rôle spécifique du soignant ayant un savoir propre différent du savoir médical.

A la question : « Dans le travail quotidien, quelles phrases ou attitudes médicales vous permettent de percevoir comment le médecin considère l'infirmière », nous avons obtenu 100 % de réponses. Parmi elles, nous avons relevé :

— 27,2 %, soit 15 réponses : un comportement paternaliste,

— 60 %, soit 33 réponses : un comportement de supérieur considérant les infirmières comme des exécutantes,

— 12,8 %, soit 7 réponses : un comportement de collaborateur mais surtout en ce qui concerne l'exécution des gestes techniques.

Ces pourcentages sont assez révélateurs quant à la reconnaissance du « savoir-infirmier ». Il ne peut qu'avoir du mal à être reconnu, car tous ces comportements ralentissent initiative et créativité. Et par ailleurs, l'identité de notre rôle n'a pas à entrer en conflit avec celui des médecins, mais à trouver sa place dans la complémentarité des zones de fonction.

A la question : « A votre avis, qu'est-ce que le malade attend de l'infirmière », elles sont unanimes (100 %) pour énoncer que le malade attend de la part de l'infirmière dévouement, gentillesse, disponibilité, compétence, et une réponse aux questions auxquelles le médecin ne répond pas clairement. Le malade attend également que l'infirmière exécute les prescriptions médicales.

Ce pourcentage est évocateur pour le côté humain de la profession et ce dernier, comme nous l'avons déjà dit, fait partie intégrante du « savoir-infirmier ».

A la question : « La formation que vous avez reçue au cours des études d'infirmières, vous a-t-elle préparée à travailler en équipe », nous avons obtenu 100 % de réponses. Le détail de ce pourcentage se répartit comme suit.

— Pour 33 %, soit 18 réponses, le diplôme d'État suffit pour tout connaître, savoir et travailler en équipe. Il est une fin en soi. Remettre en cause ses connaissances équivaut, dans leur esprit, à remettre en cause le diplôme.

— Pour 22 %, soit 12 réponses, c'est l'expérience qui leur apporte la capacité de travailler en équipe et de bien soigner les malades.

— Pour 33 %, soit 18 réponses, seule l'infirmière peut faire ce qu'elle fait, car elle a fait des études pour cela. Elles allient l'expérience et y ajoutent un entretien des connaissances. De ce fait, elles peuvent avoir la compréhension des vrais besoins du malade et le sens du travail en équipe.

— Pour 3 %, soit 5 réponses, une formation complémentaire est souhaitée afin de mieux comprendre les élèves infirmières. Cela illustre implicitement leur souhait de faire évoluer les mentalités sur le terrain, en acceptant de découvrir et d'admettre qu'une certaine spécificité infirmière est dispensée au cours de la formation. Ainsi le « savoir-infirmier » aura une chance d'apparaître de manière explicite dans les services de soins.

Ces réponses laissent entendre que les infirmières pensent posséder un savoir. Cependant leur manière de concevoir ce dernier est un frein au véritable « savoir-infirmier », et a une conséquence sur la véracité et la crédibilité de la connaissance du soin infirmier.

A la question : « Quelles sont les relations qui existent entre les enseignantes et les soignantes », 100 % trouvent que les monitrices ne fréquentent pas assez les terrains de stage.

Ceci revient à dire qu'il existe toujours cette distorsion entre l'enseignement et la pratique. Les infirmières sont unanimes pour dire que les enseignantes et elles-mêmes vivent côte à côte, mais pas ensemble, et s'opposent.

Cette non-cohérence entre le terrain et l'école est un frein à l'affirmation de ce savoir qui existe, car cette opposition entre les enseignantes et les soignantes (école plus terrain) enlève au groupe professionnel la possibilité de s'exprimer. Toute l'énergie passe dans la rivalité.

A la question : « De quels moyens disposez-vous pour faire vos transmissions », nous avons obtenu 100 % de réponses.

Il s'agit d'une énumération de nombreux cahiers, dont le cahier de visite, de papiers divers, de fiches, dont la feuille de température, et cela pour 61 %, soit 34 réponses. Les 39 % restant, soit 21 réponses, disposent d'un cahier de visite et d'un dossier infirmier qui ressemble à un plan de soins.

Ces pourcentages sont assez révélateurs quant à l'existence écrite du « savoir-infirmier ». En effet, les informations orales que possède le personnel infirmier au niveau des malades risquent de se perdre, et d'amputer l'affirmation de l'existence du « savoir-infirmier », d'où la nécessité d'un support écrit adapté. La diversité des documents laisse entrevoir qu'il y a dispersion du « savoir-infirmier » ou utilisation maladroite.

A la question : « Que pensez-vous du groupe professionnel », nous avons obtenu 25 réponses, soit 93 %.

Les infirmières pensent qu'à l'intérieur du groupe infirmier, il y a éclatement en spécialités qui donne lieu à des rivalités professionnelles. Ainsi, à leurs yeux, être infirmière en réanimation est plus valorisant qu'être infirmière en gériatrie. Il y a éparpillement du corps infirmier en de multiples associations selon les spécialités. Nous citerons ici celles relevées dans les questionnaires : association des infirmières de néphrologie, du foie, des stomisés, des infirmières aides-anesthésistes, des infirmières de salle d'opération… Il est à noter que les intitulés des associations énumérées par les infirmières font référence à la pathologie et oublie la personne. Ce pourcentage indique la dispersion, la non-cohérence du groupe sur une et même politique de soin, sur un même comportement professionnel. Tout cela freine lourdement l'affirmation professionnelle, celle de la reconnaissance du « savoir-infirmier ».

La diversification des fonctions et des rôles à l'intérieur d'un même groupe professionnel amoindrit son identité, et conduit à la longue à la perte de cette dernière, entraînant ainsi la disparition du « savoir-infirmier » qui pourtant est présent partout.

A la question : « Adhérez-vous à une association », nous avons obtenu 100 % de réponses réparties en 28 % de oui et 72 % de non. Les personnes qui ont répondu *oui* pensent que si les infirmières se regroupent en association, cela ne peut être que dynamisant. Cela leur permettra aussi de se faire reconnaître au même titre que les autres professionnelles de santé, et d'exister face aux autorités gouvernementales. Elles pourraient disent-elles, se regrouper en vue de conduire une recherche en matière de soins.

72 % qui ont répondu ne pas faire partie d'une association donnent comme unique raison que cela ne sert à rien. Ce pourcentage exprime un silence du groupe professionnel. Ce silence est un obstacle à la reconnaissance du « savoir-infirmier ». Peu nombreux, ce groupe ne peut s'affirmer. Le « cela ne sert à rien » rejoint peut-être la dispersion du groupe professionnel de la question précédente (1) ou indique une démission ou un découragement.

A la question : « Quelles associations connaissez-vous », 100 % connaissent l'ANFIIDE. Parmi ces 100 %, 13 % connaissent également l'existence du CIPLE (2), du CEEIEC, du Syndicat national des infirmières. Ceci est significatif quant à l'intérêt porté par les infirmières à leur propre groupe professionnel. Les infirmières s'engagent peu dans les recherches collectives concernant l'organisation et l'évolution de la profession. Mais en ont-elles les moyens matériels et intellectuels ? Et s'engager dit assez que l'on a pris conscience au préalable de l'enjeu et de son importance. La profession en est-elle là ?

A la question : « Décrivez l'organisation des soins dans votre unité », nous avons obtenu 100 % de réponses se répartissant de la façon suivante :

(1) 58 associations différentes existent en France en 1984. Propos recueillis auprès de Gérard Wagner, président de l'ANFIIDE, Dijon, mars, 1985.
(2) Le CIPLE est devenu en septembre 1987 l'Union nationale des associations et syndicats des infirmiers et infirmières françaises (UNASIIF).

— 80 %, soit 44 réponses, décrivent un travail de soins en série, des transmissions écrites au niveau des traitements et de leur suivi, et une relève orale trois fois par jour.

— 20 %, soit 11 réponses, organisent les soins à l'aide d'un plan de soins. Mais elles ajoutent que cela n'est pas toujours suivi par manque de personnel. Les transmissions portent surtout sur le traitement des malades et la surveillance de ces traitements. Il y a également une relève orale trois fois par jour où il est question des réactions des malades.

Malgré ce qu'elles écrivent, il y a peu de démarche de soins, peu de raisonnement soignant écrits. On trouve surtout des tâches d'exécution, une distribution des soins en série, un niveau d'information très bas, peu de transmissions écrites autres que médicales. Est-ce un savoir ? La formation reçue dans l'enfance, et plus tard au niveau professionnel, les a-t-elle préparées à une attitude intellectuelle de questionnement et de synthèse ? Il est possible d'en douter quelquefois. La profession, si elle veut changer par le savoir, doit tenir compte de cette particularité et se donner les moyens intellectuels du changement.

En regardant les résultats des entretiens et des questionnaires, nous constatons que, bien que jamais prononcé, le mot savoir est implicitement présent dans tous les discours. Le fait que les infirmières déplorent ne pas avoir suffisamment de temps pour analyser les situations, qu'elles ressentent le besoin de réfléchir aux soins, nous autorise à dire que sans l'exprimer comme tel, elles sont conscientes de leur propre savoir. La majorité des infirmières dispensent des soins en utilisant une approche intuitive. Elles utilisent le « savoir-infirmier » sans en avoir conscience. Elles le font plus d'instinct qu'à l'aide d'une méthode. Cela prouve bien qu'elles s'appuient sur des éléments du « savoir-infirmier ».

Nous pouvons aussi relever quelques obstacles à l'affirmation rigoureuse de ce savoir : l'inertie du groupe lui-même, la peur et le manque de moyens pour changer, la non-cohésion des groupes infirmières et enseignantes. Voyons maintenant ce qu'expliquent ces dernières.

Thèmes évoqués lors des entretiens avec les enseignantes

Nous avons interrogé par entretiens semi-directifs, deux directrices d'écoles et onze enseignantes de quatre écoles de formation en soins infirmiers.

L'entretien a été introduit par la question : « Que pensez-vous de la formation actuelle et du "savoir-infirmier" ? » Les 10 thèmes relevés ont été classés en quatre catégories :

La catégorie *distorsion entre théorie et pratique* comprend :
— aucun outil sur le terrain,
— l'élève ne peut pas travailler comme on le lui enseigne.

La catégorie *inertie des mentalités* regroupe :
— les infirmières rejettent tout changement,
— refus de travailler avec les plans de soins,
— élèves employées comme personnel.

La catégorie *désir de changement* rassemble :
— prouver l'existence du « savoir-infirmier »,
— rendre les futures infirmières responsables, autonomes.

La catégorie *non-cohérence du groupe professionnel* se compose de :
— non collaboration entre enseignantes et praticiennes,
— pas le même objectif de soins,
— pas la même notion du travail infirmier.

Les enseignantes sont unanimes pour dire qu'il y a une distorsion entre la théorie et la pratique : *L'élève ne peut appliquer sur le terrain ce que nous lui enseignons à l'école... Il n'y a pas d'outil permettant à l'élève d'écrire ce qu'elle voit par rapport au malade... L'élève doit s'adapter au service.*

Pourquoi cette distorsion ? Est-ce au terrain de s'adapter ? Est-ce à l'école de s'adapter ? Il y a certainement une disparité de formation, d'absence de projet, des différences de caractère, d'âge, de référence entre les infirmières et les élèves, et les infirmières et les enseignantes. Cependant le travail infirmier demande une réalisation en équipe impliquant que chacun soit informé de tout ce qui retentit sur le travail, le modifie. L'information se cherche autant qu'elle se donne. Si le savoir doit s'appliquer, il lui faut la cohésion.

Les enseignantes, comme d'ailleurs les praticiennes interrogées, déplorent la non-cohérence du groupe professionnel par manque de projet commun, d'un vocabulaire commun. *Nous ne parlons pas le même langage entre professionnelles... Personne ne met la même chose sous le même mot soin... Il y a trop de petites associations... Les gens ont peur de se situer dans une orientation, un choix politique par rapport aux objectifs de santé, et la valeur qu'ils accordent à leur fonction définit encore leur identité.*

9 réponses sur 13 évoquent une inertie des mentalités : *Dès qu'on parle dans les services de plans de soins, de démarche de soins, on se heurte aux infirmières qui n'ont que faire de la théorie.* Peut-être faut-il plus de concertation, d'informations, de préparation au niveau des terrains ?

Les 13 enseignantes manifestent un désir de changement. *Il ne s'agit pas de s'approprier le savoir détenu par le corps médical dont nous croyons toujours dépendre, mais de définir un savoir propre, complémentaire et pouvant modifier profondément la division du travail.*

Ce désir de changement est le premier pas vers l'affirmation du « savoir-infirmier ». C'est bien à travers la formation que ce changement pourra intervenir.

Cette non-cohérence est effectivement un frein à la reconnaissance du « savoir-infirmier ».

En quoi ces résultats peuvent-ils être importants pour la reconnaissance du « savoir-infirmier » ?

Ils interrogent sur une profession dans laquelle on remarque une distorsion entre ce qui s'enseigne et ce qui s'applique sur le terrain. L'important est de comprendre d'où vient cette distorsion. Il semble qu'il n'y ait pas de réflexion préalable à la création des programmes d'enseignement entre l'école et l'hôpital. De plus, le « savoir-infirmier » n'ayant jusqu'alors ni contenu ni définition, chacun comprend le soin selon sa propre conception, et le même sens n'est pas donné au même mot. Ce départ, qui engendre le désaccord des deux parties, ne peut favoriser pour les futures professionnelles l'acquisition d'un « savoir-infirmier » et pour le personnel d'encadrement la tâche de les développer.

Le corps administratif reconnaît-il ou refuse-t-il un savoir aux infirmières ?

Trois directeurs d'hôpitaux ont été interrogés. L'un d'entre eux estime que les *infirmières demeurent trop dépendantes de l'activité médicale et de ce fait n'arrivent pas à être reconnues en tant que professionnelles ayant un rôle propre.*

Pour tous, *l'infirmière véhicule les règles de fonctionnement de l'institution... Elle est chargée de les appliquer afin que le système hospitalier vive.*

Ils pensent que l'infirmière, *compte tenu de l'évolution probable de l'institution, devra participer à la gestion de cette dernière au même titre que les médecins et ceci par la création d'une commission infirmière consultative.*

Ces entretiens relativement courts nous permettent les remarques suivantes.

Les infirmières étant au premier rang de l'usage des finances et des dépenses hospitalières, peuvent être des conseillères fort utiles en raison même de leur position d'usagers. Mais il semble que l'on se trompe d'objet. En effet, les directeurs parlent d'un pouvoir infirmier mais non d'un savoir. Ils considèrent l'infirmière comme un membre actif d'un secteur de production de l'hôpital. Là, la reconnaissance de l'autonomie et du droit à la parole du secteur infirmier commence à être admise.

Il reste un autre groupe qui est susceptible d'interrompre ou de faire avancer le « savoir-infirmier » : il s'agit des médecins.

L'avis de ce groupe est intéressant à connaître, car dans les unités, restent valorisés par les médecins, les comportements se référant aux connaissances techniques et médicales exécutées rapidement. Il apparaît ainsi une collaboration médecin/infirmière presque toujours satisfaisante. Mais quand la profession demande la reconnaissance du corps infirmier, elle se heurte à la toute-puissance médicale. Citons pour mémoire l'annulation par le Conseil d'État du décret de 1981, suite à un recours déposé par les médecins biologistes.

Alors où en sont les positions de ces deux professions l'une face à l'autre ?

Les médecins reconnaissent-ils ou refusent-ils un savoir aux infirmières ?

Nous avons également utilisé la technique des entretiens semi-directifs : sur 10 médecins interrogés, 8 seulement ont répondu.

L'entretien a été introduit par la question suivante : *Pensez-vous qu'il existe un savoir infirmier ?* Pour les 8 médecins qui ont répondu, nous avons toujours eu le même discours, qui n'avait qu'un rapport très éloigné avec notre question. Nous avons relevé 7 thèmes que nous avons classés en 4 catégories :

La catégorie *conditions de travail* regroupe :
— pénibilité du travail infirmier,
— manque de considération du travail infirmier.

La catégorie *relation médecin/infirmière* comprend :
— ségrégation entre médecin et infirmière,
— paternalisme,
— dévouement au médecin.

La catégorie *rôle de l'infirmière* se compose de :
— exécution correcte des prescriptions médicales,
— soins techniques.

La catégorie *collaboration* rassemble :
— collaboration,
— spécificité de l'infirmière.

Conditions de travail

Les médecins sont unanimes pour dire que les conditions de travail faites aux infirmières n'apportent pas à celles-ci les possibilités de détente et de compensation que méritent les contraintes d'une profession particulièrement pénible. Ils reconnaissent la pénibilité, le manque de prise en considération du travail infirmier, mais pas le savoir.

Le travail de nuit est pénible... Elles ont beaucoup de pas à faire dans la journée... Les malades ne sont pas toujours faciles... La charge de travail est importante et se répercute sur le plan affectif...

Relation médecin/infirmière

Six parlent des infirmières sur un ton condescendant : *Ah, ces pauvres infirmières, elles sont encore bien dévouées... Elles sont débordées.* Le ton paternaliste a une connotation négative, et montre bien que les médecins ne tolèrent pas que les infirmières échappent à leur tutelle. Pour eux, l'infirmière est l'exécutante des prescriptions médicales, et doit avoir *le souci de ne rien faire qui puisse porter atteinte à l'autorité du médecin... Les infirmières ne sont que les exécutantes du pouvoir médical.* Les médecins ne se rendent pas compte que la ségrégation qu'ils maintiennent entre eux et les infirmières est génératrice de malaise chez ces dernières.

Rôle de l'infirmière

Pour 7 médecins, soit presque la totalité, les infirmières sont, par exemple, *la courroie de transmission entre le corps médical et le malade... L'infirmière doit appliquer sur le terrain ce que nous lui enseignons dans les cours, c'est-à-dire surveillance des traitements, des symptômes de la maladie.* Pour eux la pratique infirmière semble liée à la pratique médicale. Il est vrai que cela est indispensable pour comprendre les symptômes que présente le malade et, par là, les risques qu'il encourt. Mais ce n'est pas la base unique des soins que l'infirmière doit dispenser. *L'infirmière peut prendre quelques initiatives mais accepter la subordination.* Cela montre bien l'interaction dominant/dominé qui se joue dans le couple médecin/infirmière. Cela est un des éléments qui empêche l'infirmière d'exercer pleinement son rôle propre.

Ces médecins ne sont pas encore prêts à voir dans l'infirmière une collaboratrice à la place de la traditionnelle exécutante. Collaborer, c'est en effet partager. Ce n'est pas être le seul détenteur d'un savoir. Et comment accepter de perdre du pouvoir au profit d'une exécutante à laquelle il n'est pas concédé de savoir ? Nous sommes loin de la justesse de vue du Dr Hamilton. Là encore, affirmer l'existence du « savoir-infirmier » deviendrait moteur de changement.

Collaboratrice

Un des médecins interrogés pense que *l'infirmière ne peut être remplacée que par une infirmière. Elle ne peut l'être ni par une aide-soignante, ni par un étudiant en médecine. L'approche globale du malade dont on parle tant, c'est à l'infirmière de l'imposer à l'équipe soignante, car dans sa formation elle a appris que son travail fait appel à une démarche de recherche et qu'elle doit la traiter.* Il semble que ce médecin se considère comme intégré à l'équipe soignante. Il admet que les dispositions d'analyse et de synthèse confèrent à l'infirmière une attitude mentale assimilable à la démarche médicale. Elle peut donc employer les mêmes outils intellectuels. Le tout est d'admettre que soigner oblige à faire une synthèse des deux savoirs, le médical et l'infirmier. Le malade sera alors assuré qu'un diagnostic et les prescriptions qui en découlent sont posés par les médicaux et que, prenant le relais, les infirmières appliquent les prescriptions dans un contexte de traitement des besoins physiques et moraux du soigné qui est leur domaine propre. Ceci, chose rare dans les hôpitaux généraux et régionaux, l'est beaucoup moins dans les centres anti-cancéreux où la technique est moins présente pour les médecins. Là, médecins et infirmières travaillent ensemble pour une recherche de soins plus humains pour les malades.

Malgré le petit échantillon de population étudié, il est possible de constater les points suivants :

— il s'agit bien de deux savoirs différents mais complémentaires,

— quel lien le discours des médecins peut-il avoir avec la notion de « savoir-infirmier » moteur de changement dans la formation ?,

— les thèmes évoqués par les médecins (sauf par un) laissent entrevoir que la collaboration médecin/infirmière avancée par eux n'est effectivement qu'une façade,

— les médecins conçoivent l'infirmière comme un agent d'exécution des décisions médicales. Donc, ils estiment le travail infirmier en fonction du service qu'il leur apporte ou non.

Ces différents points de vue rendent caduque l'idée de « savoir-infirmier ». Mais si les infirmières prennent conscience de leur vraie place plutôt que d'accepter celle qui leur est assignée, et à laquelle elles se sont si longtemps soumises, ne donneront-elles pas l'occasion au « savoir-infirmier » de s'affirmer ?

Peut-être, puisque au moins un des médecins interrogés reconnaît une valeur spécifique et unique à l'infirmière. Nous savons, grâce à nos lectures et à des rencontres professionnelles, que quelques médecins de grande renommée tels que le Pr Israël, le Pr Schwartzenberg, le Dr Abiven, entre autres, partagent son opinion. Ce changement d'attitude peut être un début prometteur pour accompagner l'existence du « savoir-infirmier ». Mais ce changement ne peut prendre vie que si les infirmières le veulent, et nourrissent leur volonté du désir d'user du « savoir-infirmier ».

Les données psychologiques relatives à l'image de la femme dans la société, à l'image que se font les usagers, le corps administratif, les médecins et les infirmières elles-mêmes du « savoir-infirmier », prouvent l'influence de tous ces facteurs sur la manière dont ce savoir peut exister.

Tout ceci corrobore ce que nous venons d'étudier à propos du « savoir-infirmier ». Cela fait également apparaître l'utilité d'avoir inclus dans ce travail concernant le « savoir-infirmier », les données culturelles et économiques entre les différentes professions. En effet, le soin de la personne n'est pas centré seulement sur le médical (investigations, traitements), mais aussi sur la vie à vivre, les gestes de tous les jours. Pour le médecin, son savoir se trouve dans les sciences médicales : il décode, grâce à des investigations instrumentales et des connaissances sur la maladie. L'infirmière trouve son savoir dans l'analyse d'une situation propre à chaque personne. Bien sûr l'infirmière met en œuvre pour soigner un savoir issu des sciences exactes (physique, chimie). Elle doit connaître les indications et les contre-indications, les incidents, les accidents des médications. Mais elle doit également avoir connaissance des habitudes de vie des personnes qu'elle soigne. Le lien qu'elle fera de cet ensemble, elle le fera par une connaissance globale du patient.

Ainsi elle comprendra dans quel rapport d'interactions chaque besoin du malade se manifeste par rapport aux autres et par rapport à l'ensemble des besoins. Le soin peut être alors personnalisé et efficace.

Les données psychologiques sont donc à regarder comme ayant une prégnance sur le « savoir-infirmier ».

Une autre démarche possédant également un impact sur ce sujet est la démarche politique et économique que nous allons traiter dans les pages suivantes.

DONNÉES POLITIQUES ET ÉCONOMIQUES

Pour étudier et faire une approche actualisée de ces données, nous nous sommes servie de nos lectures, des revues professionnelles. Nous avons également assisté à des congrès, des conférences concernant la profession infirmière, la politique de soins du gouvernement.

Les chiffres qui sont révélés dans cette partie ont été recueillis dans les revues professionnelles, lors de congrès et conférences ou diffusés par les bulletins des différentes associations professionnelles.

Politique de santé

Un des éléments d'identification des soins infirmiers est leur finalité, c'est-à-dire : (...) *permettre aux usagers des soins de développer leurs capacités de vivre ou de compenser l'atteinte des fonctions handicapées par la maladie en cherchant comment suppléer au dysfonctionnement physique, affectif et social entraîné par cette dernière.*

Soigner n'est pas la défense aveugle de la vie biologique à tout prix sans s'interroger sur ce qui permet de vivre et sans prendre conscience qu'il existe d'autres formes de mort que la mort physique. Soigner mobilise une énergie afin de diminuer les risques sociaux. Ceci évite ou atténue de graves problèmes humains (1).

Soigner, engage une responsabilité sociale et politique. La profession et les soins infirmiers ne peuvent être statiques. Il faudra les adapter à l'évolution humaine.

(1) Revue *Soins, Revue de l'Infirmière*, 1967 à 1984.

Il est bien entendu que pour essayer de comprendre une profession comme celle des infirmières, il ne suffit pas de voir comment ces dernières sont perçues par les uns et par les autres. Il faut en plus se poser des questions quant à la conception qu'ont de la santé les différents partis politiques en exercice. En effet, c'est là que se prennent les décisions d'orientation de la politique de santé du pays. De là même dépend le sort réservé aux professions de santé, tant pour la formation que pour la reconnaissance de la profession. Et ceci tant que les infirmières n'auront pas compris qu'elles peuvent, en organisant leur groupe et en rendant crédible leur savoir, obtenir une position reconnue et respectée.

Conditions économiques de la profession infirmière en France

En France, en 1982, nous sommes 261 000 à exercer la profession (1).

En 1982 le salaire net d'une infirmière en début de carrière s'élève à 4 100 F et le salaire brut à 4 500 F. Après vingt-quatre ans de service, il est de 7 000 F brut. En comparaison, celui d'un technicien supérieur est de 6 200 F en début de carrière et de 10 000 F brut après vingt-quatre ans.

La rémunération de l'infirmière est-elle en rapport avec ses responsabilités et les résultats qu'elle contribue largement à obtenir en matière de santé ? Or le salaire est la matérialisation de la reconnaissance d'une profession, donc d'un savoir. Nous avons vu que les infirmières parlaient des horaires de travail comme d'une contrainte. La politique de rigueur mise en place depuis 1982 se traduit par une réduction de personnel dans les unités de soins, ce qui entraîne une surcharge de travail. Au lieu d'avoir un personnel qui peut faire des actions réfléchies, on se trouve avec du personnel qui est obligé de parer au plus pressé et d'avoir recours à un travail s'apparentant au mode taylorien et conduisant à la routine plus qu'à la réflexion. Les conditions et les horaires de travail posent

(1) Chiffres cités au cours du congrès de l'ANFIIDE, Aix-les-Bains, octobre 1983.

effectivement le problème de la qualité de vie offerte aux infirmières.

Ces deux éléments montrent que la reconnaissance sociale de l'infirmière n'est pas évidente.

Dans la vie courante, l'expérience fait apparaître que la prestation infirmière est loin d'être assimilée à la qualité de la prestation médicale par la société et les partis politiques. Elle lui est asservie.

Un savoir apporte du pouvoir dans la mesure où il est associé au pouvoir économico-politique qui s'en saisit et l'exploite. Or la profession infirmière étant une profession sous-payée par rapport à d'autres professions d'un niveau de connaissances égal, l'infirmière est victime d'une dévalorisation : *Ces soins sont ceux qui sont cotés au plus bas de l'échelle économique, quand ils n'en sont pas totalement absents* (1)... La valeur sociale accordée au détenteur de connaissances dites de haut niveau ne peut que se répercuter en négatif sur les considérations sociales réservées au technicien dit de niveau moyen. Le Diplôme d'État d'Infirmier est assimilé au Brevet de Technicien Supérieur depuis 1978. Mais les infirmières ne sont pas rémunérées comme telles ni considérées comme telles malgré le degré élevé de leurs responsabilités. Par ailleurs, à l'hôpital, il est raisonné en terme de rentabilité, mais de quelle rentabilité parle-t-on, car il ne s'agit pas de soins efficaces. Partout il est raisonné en terme d'économie, pas en terme de politique et d'objectifs. Partout il est raisonné en terme d'individualité et non de vision globale, en terme de rivalité et non de coopération, collaboration. Comment, dès lors, peut-on espérer la cohérence ? Comment l'infirmière, qui vit étouffée et qui pourtant détient une part de la réalité hospitalière de par son travail, peut-elle espérer que son savoir soit reconnu dans ce discordant concert ?

Actuellement encore, les soins économiquement reconnus sont ceux qui relèvent de la haute technicité, de la spécialisation. Ensuite viennent seulement les soins techniques de l'infirmière tels que pansements, injections... Sont ignorés les soins infirmiers liés au rôle propre, définissant sa spécificité et son savoir, alors que ce sont eux qui conditionnent, pour une très large part, la réussite

(1) COLLIÈRE (M.-F.), *Promouvoir la vie*, Paris, 1982.

des autres soins. Et pourtant, il est facile d'observer que, dans l'action de tous les jours, dans l'analyse de situation de chaque malade réside la réponse à ses besoins vitaux. Là aussi se joue une phase importante du point de vue économique. En effet, les soins infirmiers spécifiques mais non techniques s'adressent directement à l'énergie de la personne soignée afin de lui permettre de développer des capacités vitales, c'est-à-dire de développer potentiellement sa guérison et de retourner dans le circuit économique.

Ces actions infirmières visent à diminuer le temps d'hospitalisation, à accélérer le retour à l'autonomie de la personne malade en l'aidant à développer ses ressources pour se prendre en charge. Nous renvoyons là aux différents exemples cités dans ce travail. Il y a donc une rapide remise dans le circuit socio-économique. L'éducation sanitaire faisant partie intégrante du « savoir-infirmier », comme nous l'avons vu dans notre définition, aboutit naturellement à une diminution des rechutes, de la consommation médicale par promotion de la santé, par l'amélioration de l'hygiène de vie, par la réduction des accidents de santé dus aux erreurs d'exécution des thérapeutiques prescrites aux malades. Ne serait-ce pas de la rentabilité ?

Les salaires insuffisants, les conditions de travail difficiles, une politique de soins inter-hôpital floue, une rentabilité placée hors de son objet, expliquent pour une part la difficulté de reconnaître le « savoir-infirmier ». Peut-on, en formant des infirmières ayant conscience d'un savoir propre, remédier à ce problème ? Peut-on espérer qu'un service infirmier organisé apporte une solution ? Peut-on espérer que de la reconnaissance d'un savoir découle une revalorisation de salaire ? Peut-on espérer qu'une politique de santé concertée apporte une solution ?

Tout cet ensemble laisse percevoir que le chemin des infirmières vers la reconnaissance opérationnelle de leur savoir est encore rempli d'obstacles. Cependant au niveau politique, concertations et interrogations précises sur la finalité des hôpitaux peuvent contribuer à lever ces obstacles. Mais pour avoir une position de force dans cet enjeu, il faut commencer par prouver notre savoir et devenir de ce fait partenaires écoutées, dans le monde de la santé. Le « savoir-infirmier » ayant été doté d'une définition et d'un contenu, il va aider le service infirmier dans la reconnaissance vers une structure ayant son plein pouvoir.

Le service infirmier en France

En France, il existe, en plus de l'ANFIIDE, de nombreuses associations professionnelles comme nous l'avons déjà fait remarquer. Pratiquement chaque spécialité a fondé son association. Ainsi, entre autres, nous trouvons l'Association des infirmières aides-anesthésistes, l'Association des infirmières libérales, l'Association des infirmières de cardiologie, l'Association des infirmières hygiénistes... et la liste n'est pas exhaustive.

La multiplication des associations affaiblit la force d'action du service infirmier, même si, par ailleurs, cela peut représenter une richesse.

Les associations et représentations auprès des pouvoirs publics sont actuellement les suivantes :

— Le Comité infirmier permanent de liaison et d'études (CIPLE). C'est un organisme informel, sans valeur juridique. Il regroupe syndicats et associations professionnels. Il a pour but de favoriser les échanges entre professionnelles et pouvoirs publics pour le bien de la profession. Il est la marque d'un désir de la profession de marcher ensemble face aux pouvoirs publics. Mais la permanence de son fonctionnement lui donne une représentativité tacite devant les pouvoirs publics.

— Le Conseil supérieur des professions paramédicales (CSPP). Il peut être consulté par le ministre chargé de la santé sur les questions relatives à l'exercice des professions paramédicales réglementées au livre IV, titre II et suivants du Code de la santé publique, ainsi que des questions concernant l'enseignement organisé en vue de l'obtention de diplômes, titres ou certificats pour l'exercice d'une profession de santé autre qu'une profession médicale.

— Deux infirmières générales sont affectées à la Direction des hôpitaux en tant que conseillères techniques.

— Une infirmière cadre est souvent appelée à la Direction générale de la santé en tant que conseillère.

Par ailleurs, il faut noter que le Ministère fait appel à des infirmières pour des missions ponctuelles telles que recherche et expérimentation sur la charge de travail en soins infirmiers (1).

Soutenant cette représentation française au niveau international, la profession est représentée au Conseil international des infirmières (CII) qui trouve sa place dans les organismes qui entrent à l'ONU.

Sur le plan européen la profession est représentée au niveau de la Commission économique européenne (CEE) par le CIPLE.

Cette représentation nationale et internationale parle en faveur de la reconnaissance de l'existence de la profession. Celle-ci existant, un savoir pourra lui être reconnu.

Le service infirmier français, jusqu'en 1984, n'avait pas conscience de la dynamique que peut représenter sa solidarité prise dans son ensemble. Mais l'annulation du décret de mai 1981 a réveillé cet esprit dans le but de défendre un savoir et une profession. Les infirmières se sentant spoliées de leur savoir, voyaient la disparition de la profession. Ceci est la preuve que le savoir dans la profession existe depuis toujours mais ne peut s'exprimer, vu le morcellement dont nous parlions précédemment, ou encore que le corps infirmier n'a jamais pu mettre en valeur son propre savoir. Comment le pouvait-il alors que chacun place le savoir à un niveau différent (rôle relationnel, prestations techniques, application du processus de soins) ?

Peut-être faudrait-il d'abord qu'une association regroupe tout l'ensemble des professionnelles pour reconquérir une représentativité ? Elle pourrait alors être moteur de changement en s'attachant à promouvoir le « savoir-infirmier ». Il semble que les chances du savoir, pour être officialisé comme savoir et être largement rendu opérationnel, dépendent pour une grande part d'un système qui en guide la reconnaissance (puisqu'il existe déjà), avec la volonté d'aboutir. Ce projet pourrait s'énoncer comme suit : l'école fait acquérir le savoir, l'association le fait reconnaître et maintenir sur le terrain grâce à son impact politique.

---

(1) Ces opérations de recensement, concernant les études sur la charge de travail en soins infirmiers, se sont déroulées de mai à octobre 1983, à la demande de M. Kervasdoue, directeur des hôpitaux, secrétariat d'État à la Santé et sous la responsabilité de Mme Danielle Vaillant, infirmière générale à la Direction des hôpitaux.

Le service infirmier français ne serait-il pas à repenser dans l'efficacité de son organisation et des buts poursuivis ?

Connaître ces faits n'est pas négligeable car ils ont leur importance en ce qui concerne la reconnaissance du « savoir-infirmier » et son affirmation afin que la profession puisse être reconnue comme autonome. Le politique et l'économique occupent une place prépondérante tant dans la pratique quotidienne que dans la formation. Il n'était pas de notre propos d'exposer longuement ce sujet. Nous préférons renvoyer le lecteur à des ouvrages spécialisés comme le *Journal Officiel*, par exemple. Néanmoins il n'était pas concevable de négliger ces domaines dès lors que l'on considère que la reconnaissance des soins infirmiers et, à travers eux, celle du « savoir-infirmier » en découle. La notion politique et économique pèse donc lourdement sur le « savoir-infirmier » en ce sens que l'une et l'autre sont des façons de le reconnaître. Ces notions appellent un complément culturel.

DONNÉES CULTURELLES

Pour étayer cette étude nous nous sommes basée sur les ouvrages publiés à ce sujet (1), notre expérience personnelle, nos observations professionnelles.

Dans cette partie purement culturelle, nous n'entrerons pas dans les détails de la naissance des soins infirmiers qui a été analysée par M.-F. Collière dans son livre, *Promouvoir la vie*.

Le propos de la réflexion sur la démarche culturelle est de donner l'occasion aux infirmières de retrouver le sens des concepts maladie, vie, mort, santé. Ils entrent, comme nous l'avons vu, dans la composition du savoir infirmier ; ils en constituent même l'essence. Soigner est un acte humanitaire simple au premier abord mais qui appelle en fait une compréhension culturelle de la situation.

La particularité de la culture et la sensibilité du malade, de sa famille est difficile à saisir. Il faut une capacité d'adaptation et de compréhension d'autant plus vive que

(1) Kubler (R.), *La Mort*, 1981.

le domaine d'action est large et situé aussi bien en milieu hospitalier qu'extra-hospitalier, où se mélangent tant de races, de coutumes, de religions, chacune riche de son patrimoine culturel.

Une démarche culturelle est donc nécessaire pour comprendre le processus santé/maladie, vie/mort, maladie/malade, les percevoir, les décoder. Il faut avoir une connaissance des opinions de la population face à ces phénomènes pour pouvoir y répondre.

La femme, la société, les soins

La vie prépare naturellement une femme à donner des soins. C'est ainsi que la petite fille déjà, par sa physiologie, connaît la souffrance interne. Attentive au remaniement de son corps, elle doit composer avec lui, s'accommoder de son malaise, de son mal-être ou se soigner.

La femme, dans la famille, a traditionnellement la charge de la santé. A travers la maternité, elle noue un lien physique fondamental avec un autre être, lien sur lequel toute une vie et une qualité de vie reposent. De ce fait, elle a, par rapport à la santé physique, mentale et à la vie, une relation biologique plus profonde, une certaine concordance naturelle avec le corps. Celle-ci s'est enrichie au cours des âges, des connaissances, des secrets, des savoir-faire de la médecine familiale. Elle en est encore l'héritière aujourd'hui.

Malgré son évolution au cours des années, et l'influence grandissante de l'école et de la société, la famille a conservé ses habitudes, ses croyances et ses traditions. La femme se sent donc une certaine compétence à soigner son propre corps. Elle conteste plus facilement l'autorité médicale. Cette connaissance intime est une partie de la source de notre « savoir-infirmier » empirique (1).

(1) ROCHEBLAVE-SPENLE (A.-M.), *Rôles masculins et féminins*, Paris, 1970.

Les hommes, la société et les soins

Il est bien connu que les hommes nient fréquemment la maladie, et cette résistance à se reconnaître malade peut s'expliquer par l'appartenance à une catégorie sociale. Si le corps est pour eux un instrument de force, ils ne peuvent parler de sa faiblesse ni encore moins l'accepter. La piqûre représente pour l'homme une agression particulièrement douloureuse. Dans les stéréotypes de la société, l'homme est reconnu éduqué à braver la mort, la souffrance, qui vient de l'extérieur, mais celle qui vient de l'intérieur est difficilement acceptable pour lui (1).

L'homme, une fois la résistance à la maladie vaincue, est plus docile aux directives médicales que la femme. L'expérience nous le confirme. L'homme reconnaît à la parole du médecin force de loi. Il se replonge dans le maternage avec une certaine facilité (2), d'où toutes les images de l'infirmière qui sont véhiculées.

Ces connaissances des réactions des hommes et des femmes devant la maladie sont porteuses de la constitution du « savoir-infirmier » par la finesse d'approche qu'elles permettent au soignant dans sa pratique (3).

Données populaires relatives aux diverses notions de maladie, santé, hôpital, vie et mort

Nous allons aborder ici l'image que se font les usagers de ces différents concepts afin de pouvoir les intégrer dans les concepts constituant le « savoir-infirmier ».

---

(1) Cours d'histoire professionnelle, Sœur Marie-Favienne, Mulhouse, 1967.
(2) Dole (J.-M.), Cours de psychologie clinique, Université Lyon-II, 1980.
(3) Rocheblave-Spenle (A.-M.), *Rôles masculins et féminins*, Paris, 1970.

La maladie

Selon que la maladie touche l'homme, la femme ou l'enfant, la conception en est un peu différente. Mais dans l'ensemble, la maladie est considérée par tous comme une agression traumatique dans la vie. Agression qui dure et se répète et dont les conséquences provoquent une rupture dans l'existence de celui qui est malade.

La maladie entraîne des ennuis, des soucis : travail interrompu, enfants à faire garder, salaire diminué. Pour les gens, maladie peut signifier crise, puis chronicité, puis mort. Il y a une notion de culpabilité qui se glisse, de sujet qui a péché contre les autres. On cherche une causalité pour l'objet : *Qu'ai-je fait au Bon Dieu pour mériter cela ?* On est coupable de quelque chose, on a violé inconsciemment un tabou. Maladie signifie quelquefois faute collective, et on cherche alors une réponse institutionnelle aux besoins de santé (1).

La relation individuelle à la maladie et à celle de l'entourage familial est très importante. Les stéréotypes, les conditions culturelles y tiennent une grande place. On revendique le droit d'être malade, mais ce droit est contesté quelquefois par exemple par des parents qui refusent de s'attacher à un nouveau-né trop fragile. Il peut aussi être contesté par les enfants qui rejettent la maladie des parents. Ce droit est aussi refusé par l'appareil médical qui isole trop souvent la personne malade dans son anonymat (2).

Etre malade signifie aussi échapper momentanément aux contraintes scolaires, professionnelles, familiales, sociales, économiques. La maladie peut être une fuite devant le trop difficile et l'insupportable.

Etre malade peut signifier vivre une relation différente, se voir privilégié comme objet d'inquiétude ou de soins, voire de cadeaux. Les implications familiales sur la maladie peuvent conduire à des déductions, les unes générales, les autres particulières. Il est important pour l'infirmière d'être au clair sur ces données afin d'aborder le malade avec compétence. Il s'agit bien de soigner.

---

(1) HERLICH (C.), *Santé et maladie*, Paris, 1969.
(2) ABIVEN (M.), *Humaniser l'hôpital*, Paris, 1976.

La santé

Pour les gens, la santé est l'opposé de la maladie. Ils parlent de *bonne santé et de mauvaise santé.*

Nous avons déjà traiter de la conception de la santé telle que la présentent certains professionnels. Il devient donc inutile de nous y attarder. Cependant, il était important de noter que dans l'imagerie populaire française la santé se vit comme l'antithèse de la maladie. Pour la majorité des gens la maladie grave se vit à l'hôpital le plus souvent.

La notion hôpital

Pour le public, l'hôpital est un lieu où se rencontrent les soignants, les malades, les médecins. Les uns soignent et les autres viennent pour être soignés. Tous sont les membres d'une même « équipe ». Plusieurs personnes sont rassemblées pour une tâche commune dans un même lieu ou une même institution. Mais le plus souvent, elles y sont conduites par des circonstances diverses. Vient le jour où il faut vivre ensemble. Est-ce sûr que tous ont la même perception du but poursuivi ?

Les individus qui sont là n'ont ni les mêmes compétences ni les mêmes caractères, ni les mêmes fonctions ni les mêmes pouvoirs. La notion de hiérarchie est assez facilement repérée par les soignés. La perception des malades se fonde sur une certaine conception qu'eux-mêmes ont du métier d'infirmière. Dans leur fantasme, comment ne pourrait-on pas, étant malade, être soumis à la personne qui incarne *le don, la solidarité sociale, la société bienfaisante et protectrice* (1). C'est dire l'importance d'une intervention réfléchie, mesurée, ancrée dans un projet de la part de l'infirmière.

Les croyances et les valeurs

Tous les concepts qui s'inscrivent dans la notion de « savoir-infirmier », s'ils ont été traités plus haut, ont aussi une facette qui se rapportent au domaine culturel. Au cours de son existence, l'Homme est confronté à des réalités par rapport à la maladie, la santé, la vie, la mort,

(1) Vogüe de (A.) et Grasset (S.), *SOS Hôpitaux*, Paris, 1975.

et auxquelles il donne des valeurs tirées de sa religion, de sa culture, de ses habitudes et de ses convictions personnelles. Il s'appuie sur la notion de valeur qui pour Guy Roche (1) signifie : *Manière d'être ou d'agir qu'une personne ou une collectivité reconnaît comme idéale et qui rend désirables ou estimables les êtres auxquels elle est attribuée.* Les valeurs deviennent souvent des normes de conduite. D'où l'importance pour l'infirmière d'être alertée. Le « savoir-infirmier » lui en donne les moyens.

Vie et mort

Dans l'esprit populaire, la vie et la mort sont indissociables : *On finit tous par mourir un jour.* Pourtant les personnes parlent plus facilement de la vie qui évoque pour elles la naissance, l'activité, le mouvement, le dynamisme. Par contre, la mort signifie un événement qui entraîne en général un chagrin, une tristesse profonde, la séparation avec des êtres chers, l'aboutissement d'une maladie incurable. La mort, c'est la fin de la vie. La mort c'est l'angoisse : qu'y a-t-il après ? Comment le soignant peut-il aider l'individu à réagir positivement face à toutes ces situations nées de l'agression de la vie de tous les jours ?

Ces deux points sont très importants pour les soignés, car selon l'idée qu'ils se font de ces différents concepts, il peut être plus ou moins facile de leur donner les moyens de mobiliser l'énergie nécessaire à surmonter un handicap ou à accepter la mort. Donc là encore, aidée par l'apparition du « savoir-infirmier », l'infirmière saura faire la part des choses.

Avoir connaissance des conceptions, des croyances, des valeurs des autres quant aux notions fondamentales que sont pour l'individu la santé, la maladie, la vie, la mort, fait partie intégrante des soins ainsi que la philosophie qu'engendrent ces concepts. Tout ceci sert de guide au « savoir-infirmier » et constitue l'attitude du soignant et du soigné. En effet, soigner un être dans sa globalité, c'est comprendre les signes, les processus santé, maladie, vie, mort et les décoder. C'est aussi chercher un sens par rapport à la personne qui les vit, en relation avec l'en-

(1) Roche (G.), *L'Action sociale*, Paris, 1968.

vironnement. C'est autour de l'être biopsychosocial, culturel, où quotidiennement s'affrontent la vie, la mort, que le « savoir-infirmier » prend son sens. L'infirmière, présente vingt-quatre heures sur vingt-quatre, essaie d'aider l'individu à s'adapter à différentes situations, en alliant les soins curatifs et les soins préventifs, tout en tenant compte des particularités liées à la personnalité de chacun.

L'étude sur l'existence du « savoir-infirmier » à travers l'histoire, les écrits professionnels, la pratique professionnelle, nous détermine à penser qu'un « savoir-infirmier » a toujours existé mais qu'il est encore à la recherche d'une capacité plus opérationnelle. C'est son affirmation qui est contrainte par des données psychosociales, économiques et culturelles.

Cette étude nous a également informée de l'image de l'infirmière véhiculée par la société et les professionnelles elles-mêmes quant à leur savoir. Ces informations mises en corrélation, inciteront peut-être les infirmières à se questionner sur leur champ de compétence, et à prendre conscience qu'elles existent, qu'il faut combattre les anciens modèles soignant/soigné, dominant/dominé ou encore infirmière/auxiliaire du médecin, et encore les habitudes de dispersion de nos moyens tels que des mosaïques d'associations, un travail sans projet cohérent dans un même établissement, pour laisser enfin la place au « savoir-infirmier ».

La somme d'explications des phénomènes qui freinent ou favorisent l'existence du « savoir-infirmier » sont utiles à connaître pour lui donner la chance d'apparaître au grand jour efficacement.

Le rapide tour d'horizon sur les notions que possède la population au sujet de la maladie, la santé, la vie, la mort, met en évidence les fantasmes, les réalités à la fois du malade, des infirmières, des familles. Pour soigner, l'infirmière est obligée de les connaître et de les intégrer dans le processus de soins.

Néanmoins, nous avons constaté que le « savoir-infirmier » existe même s'il n'est pas toujours explicité ou énoncé. Ce point essentiel pour la profession mérite que l'on se penche sur la formation des élèves infirmières. La formation est le moyen d'acquisition du « savoir-infirmier ». Le « savoir-infirmier » ne se transmet pas uniquement sous forme théorique pure. Il s'y ajoute l'expérience, le degré de professionnalisme, ce qui ne s'enseigne pas mais s'acquiert. Aussi est-il important de voir comment le « savoir-infirmier », introduit dans la formation, peut être moteur de changement.

TROISIÈME PARTIE

LA NOTION DE « SAVOIR-INFIRMIER », MOTEUR DE CHANGEMENT DANS LA FORMATION

L'idée que la notion de « savoir-infirmier » pourrait être moteur de changement dans la formation nous a été suggérée par le fait que l'expression de la théorie et de la pratique quotidienne donne l'impression d'un écart entre celles-ci. Cet état est-il dû :

— à l'évolution très rapide de la profession qui devient de plus en plus technique et qui nous oblige à réapprendre un peu chaque jour ?

— A l'interrogation que se posent les professionnelles face à la théorie et à la technique ?

— A la difficulté d'intégration de toutes les nouvelles connaissances par rapport à la pratique et aux habitudes des services de soins ?

— A une inadaptation de la préparation des élèves au milieu de travail ?

Aussi avons-nous tenté par un encadrement des élèves en stage, réalisé entre 1981 et 1982, de répondre à ces questions qui ne sont pas exhaustives.

Par ailleurs, nous avons vu, d'après les résultats des questionnaires, que le « savoir-infirmier » est présent malgré sa position peu visible, et ne peut se faire reconnaître comme tel à cause de certains freins. C'est pourquoi son introduction comme moteur de changement dans la formation est primordiale. C'est en effet poser le problème de la formation. Il est vrai que les concepts personnalisant le « savoir-infirmier », sa pratique, sont un enseignement spécifique autorisant l'observation originale, rigoureuse, de la personne soignée. Formée de cette manière, l'infirmière considère l'Homme dans son ensemble. Elle évaluera les potentialités énergétiques du patient pour apprécier les dysharmonies organiques, relationnelles, spirituelles de ce dernier. Elle essaiera d'y appporter une réponse appropriée. Clé de voûte de la profession, le « savoir-infirmier », quelque soit sa forme envisagée, est un processus indispensable d'évolution de la profession vers la recherche. L'école se doit donc de former des professionnelles capables d'autonomie et de responsabilités.

La notion de « savoir-infirmier » permet de dépasser l'erreur qui consiste à former des infirmières appliquant une théorie X dont la supposée réflexion n'est, en fait, qu'une automation. En effet, développer le « savoir-infirmier » permet de former des infirmières capables de traiter des problèmes de santé de façon pertinente, d'enrichir ces derniers par des connaissances approfondies, de leur trouver des solutions, de les appliquer en utilisant, soit séparément, soit simultanément les trois volets qui, pour nous, constituent le « savoir-infirmier ». Alors le soin donné le serait vraiment en regard de la personne, et ne serait pas le résultat de quelque chose de stéréotypée. Mais il existe le risque de transformer le savoir en dogme. Pour palier ce risque, chaque infirmière devra veiller à ne pas faire du « savoir-infirmier » un système préétabli à appliquer de façon systématique, mais bien un système souple, qui doit, dans chaque cas, apporter la réponse pertinente dont il est question plus haut.

Pour que la référence à la notion de « savoir-infirmier » soit moteur de changement dans la formation infirmière, de manière à faire progresser l'usage et la valorisation de ce savoir, elle exige un outil pour le transmettre. Cet outil ne doit pas être obsolète rapidement. En effet, les conditions, les valeurs attachées aux connaissances de l'Homme ont tendance à évoluer rapidement. Pour pouvoir rester conforme à l'évolution de la profession, nous sommes amenée à proposer une autre manière d'appréhender la formation infirmière. C'est pourquoi la troisième partie de cet ouvrage portera sur :

— la connaissance de l'existence du « savoir-infirmier », son usage et sa transcription grâce à un outil adapté, choisi par nous parmi d'autres instruments existants : le DIGPS (Dossier Individuel et Global de la Personne Soignée),

— le « savoir-infirmier » moteur de changement dans la formation.

CHAPITRE 1

LE « SAVOIR-INFIRMIER » ET L'OUTIL PÉDAGOGIQUE

Le « savoir-infirmier » semble se composer de onze concepts. Ceux-ci sont pour nous un moyen d'affirmer sa spécificité. Ils permettent aussi d'appréhender l'Homme malade d'une manière holistique. Ce savoir, comme nous l'avons déjà vu, a du mal à être reconnu. Il apparaît, au niveau de l'activité infirmière, uniquement sous les aspects du savoir-faire et du savoir-être et non sous sa forme de résolution de problèmes de santé, faisant appel à la démarche mentale constituant le « savoir-infirmier ». Il est difficile de percevoir à quelle facette de ce savoir la praticienne s'est référée pour déterminer et résoudre le problème de santé. Dans le discours des infirmières, le savoir n'apparaît qu'au moment des transmissions orales. Dans la formation, il est présent uniquement sous son aspect scientifique. Faire transparaître, à travers un document, notre savoir dans sa globalité, pour qu'il soit reconnu comme tel, devient donc urgent.

Un outil de transcription est un bon indicateur du degré de maîtrise du professionnel de sa pratique. Il permet également de passer d'une pratique individuelle à une pratique d'équipe en imposant l'analyse rigoureuse de la logique dont procède l'action. Utiliser cet outil comme support pour le « savoir-infirmier », c'est donner à la profession le moyen de se constituer un cadre de référence commun, à travers lequel sont analysées les pratiques, et grâce auquel s'opèrent les enregistrements systématiques de données ouvrant accès à la recherche. L'outil sera donc un lieu de recueil d'écrits professionnels.

Mais pourquoi écrire sur le quotidien ? Approfondissons-en la nécessité.

LE « SAVOIR-INFIRMIER » ET SA TRANSCRIPTION

Pourquoi écrire ?

Le langage a permis d'ériger l'expérience en savoir et donné le moyen de transmettre celui-ci. L'écriture devient l'occasion de stocker des connaissances. Le choix des mots pour écrire oblige à affiner l'analyse de la pratique, à être précis, et, par-là même, à faire avancer le « savoir-infirmier ». Aussi *avoir des transmissions orales et organisées est un stade, passer à l'écrit est un deuxième stade* (1). En effet, dans les unités étudiées, où les soins sont distribués en série, nous avons remarqué qu'il existe le dossier médical et la feuille de température, et seules par ailleurs sont transcrites, par les infirmières, les informations d'ordre médical propres à chaque malade. Les informations concernant les soins infirmiers deviennent morcelées et sérielles, donc difficiles à utiliser en corrélation.

(1) Collière (M.-F.), *Promouvoir la vie*, Paris, 1982.

A titre d'exemple, ont été relevés dans ces unités de nombreux outils :

— un registre unique comprenant plusieurs rubriques.

Chacune a été reproduite en plus par :

— un tableau à écriture momentanée pour les régimes alimentaires,

— un cahier de pansements,

— un cahier de prévention d'escarres,

— un cahier de nuit,

— un cahier pour les élèves infirmières,

— un cahier pour les élèves aides-soignantes.

Dans ce système, il est donc très difficile de distinguer ce qui est fait de ce qui doit être fait, et de reconnaître l'existence du « savoir-infirmier », donc d'être crédible à son propos. Dans le cas présent, les transmissions écrites sont le reflet d'une répartition de soins par tâches. Les initiatives infirmières n'apparaissent pas. Ceci est lié :

— à la manière dont les informations indispensables pour agir sont recensées,

— à la reconnaissance ou non de chaque acteur comme centre d'organisation des informations,

— à la capacité donnée à chacun d'utiliser le renseignement utile.

Les différents systèmes de distribution des soins génèrent les transmissions correspondantes, d'où le renforcement de l'incohérence.

Nous avons vu, lors de l'exploitation des entretiens, que les infirmières, en regard de l'augmentation du rythme de rotation des malades, de la diminution du personnel et du non-remplacement de celui-ci en congé, ont senti qu'actuellement, la parole seule ne suffit plus pour transmettre le savoir de leur propre action. Le risque est bien la perte de l'information parlée, car la mémoire est de plus en plus sollicitée, et l'on oublie.

Les infirmières interrogées souhaitent repenser les soins par équipe de soignants. Mais, pour être accessibles à tous et opérationnelles, il semble indispensable que les informations soient écrites et regroupées.

Les enseignantes nous avaient parlé des dossiers type Kardex, type dossier infirmier de Chambéry, qui avaient fait leur apparition au niveau national. Les informations sont devenues écrites et propres à chaque malade. Or, au cours de leur formation, les élèves apprennent plutôt à poser des actes qu'à les réfléchir dans leur finalité puis à en rédiger un compte rendu.

Tout en éprouvant le besoin d'écrire, il y a de la part des infirmières une résistance à toute transmission écrite, et presque tous les moyens mis en œuvre pour transmettre par écrit l'action infirmière ont avorté. Il est vrai que le fait d'écrire une action la modifie et remet en cause les connaissances des soignants. Cet échec de l'écrit peut s'expliquer éventuellement par le fait que les outils jusqu'à présent employés par les infirmières sont empruntés à d'autres professions, notamment médicale et par-là même inadéquats.

Il ne faut pourtant pas miser abusivement sur l'écrit. En effet, croire que par le truchement de l'écriture, les élèves n'ont pas besoin de refaire l'expérience des autres, est un leurre. En fait, écrire n'est qu'une aide, et le point essentiel réside dans le raisonnement intellectuel, la résolution des problèmes, sur lesquels repose le « savoir-infirmier ».

L'important est de ne pas tomber dans l'excès inverse, qui consiste à créer des situations artificielles, où le savoir transmis n'est plus le fruit de l'expérience vécue. La condition essentielle de l'acte éducatif, à savoir un travail en commun, serait perdue. L'élève observe le travail de la professionnelle. Cette dernière va lui mettre entre les mains les outils de sa compétence, lui montrer la richesse d'une relation soignant/soigné. C'est à l'occasion d'un soin et de son apprentissage que se fait l'éducation, que se met en place la transmission des connaissances grâce aux liens obligés entre la théorie et la pratique. Les écrits, les lectures, la théorie précèdent et préparent ou viennent compléter et enrichir la démonstration pratique. L'échange entre l'élève infirmière et l'infirmière sur leur pratique, la comparaison entre les deux modes de réflexion et les manières qu'ont les unes et les autres d'appréhender la réalité, constituent une des voies de la transmission du « savoir-infirmier ».

Mais le « savoir-infirmier » ne peut se développer et ne peut être porteur d'effets que si les infirmières peuvent mobiliser l'apport des nouvelles connaissances dans les situations de soins pour résoudre les problèmes de santé présentés par le malade, et faire connaître la démarche mentale utilisée. Alors, elles ne seront pas là comme observatrices ou théoriciennes mais comme actrices, capables d'étudier et de décider comment agir sur les situations.

Le savoir englobe aussi leur intervention sur la gestion, les conditions de travail, les relations sociales à partir de l'analyse de leur propre situation de soignante et de celle de la personne soignée.

C'est par la formation de base que les élèves s'exercent à écrire l'essentiel, et à sélectionner l'utile pour qu'une situation de soins se transmette efficacement. C'est encore par cette formation de départ qu'elles se rodent à la démarche scientifique et se forment à la recherche.

Ecrire notre pratique, c'est en même temps prouver que l'on a quelque chose à dire. A partir de cet instant, c'est porter à la connaissance du public le travail infirmier.

Nous citerons comme exemples :

— les publications concernant les charges de travail dans les unités de soins, article écrit par M.-C. Beaughon (1) dans la revue *Gestion hospitalière,* revue lue par le corps administratif,

— les articles des revues de santé concernant la prise en charge des malades par l'infirmière (2),

— les travaux réalisés par les différentes sections (3) des associations professionnelles et envoyés au ministère des Affaires sociales et de la solidarité nationale.

En conséquence, c'est se donner l'occasion de se faire reconnaître en tant que groupe professionnel ayant quelque chose à proposer.

Pour faire émerger et utiliser notre savoir, il faut saisir au maximum toutes les possibilités qui nous sont offertes. Par exemple, c'est la formation de base qui apprend à faire transparaître notre savoir dans les écrits. Ce sont les formations supérieures universitaires qui permettent d'approfondir la recherche en soins infirmiers. Celle-ci est le fondement de l'édifice professionnel. Aussi, à travers un savoir écrit, la profession, tout en alliant l'humain et le technique, s'affirme-t-elle comme profession autonome, tout en continuant d'assurer l'accomplissement des fonctions déléguées par le médecin.

---

(1) BEAUGHON (M.-C.), « Gestion hospitalière », *Indicateurs de soins infirmiers,* n° 206, 1983.
(2) Revue *L'Hôpital à Paris,* n° 53, septembre/octobre 1979.
(3) ANFIIDE, CEEIEC, CIPLE, année 1983-1984, travaux concernant le projet de départementalisation et le service infirmier.

B. Bietsensky écrit : *Les compétences qui caractérisent une profession découlent d'un ensemble de connaissances organisées. L'acquisition de la compétence professionnelle requiert donc la maîtrise préalable ou parallèle du fondement théorique de cette compétence* (1).

Écrire le « savoir-infirmier », c'est construire une méthode pour visualiser les onze concepts de ce savoir et leurs interactions sous forme de démarche mentale scientifique utilisant :

— l'analyse des besoins et des problèmes précis de la personne soignée conduisant à réaliser des soins réfléchis plutôt que systématisés,

— la connaissance de la personne soignée, ses habitudes de vie, son comportement, aboutissant à la personnalisation des soins, donc à la suppression des soins en série,

— l'analyse précise de la situation obligeant à être créatif face à des problèmes qui ne sont peut-être pas prévus dans l'étude théorique d'une situation de soins.

La démarche mentale du « savoir-infirmier » écrite stimule la recherche pour trouver des solutions adaptées, car elle fait appel à la fois à la théorie développée par Virginia Henderson et à la hiérarchisation des besoins développée par la théorie de Maslow. Ces deux théories se complètent dans l'application du « savoir-infirmier ».

Écrire est donc vital pour ancrer la valeur de la profession. Encore faut-il pour cela, disposer d'outils qui incitent à cet exercice. C'est pourquoi nous allons traiter de l'outil pédagogique utile à l'écriture infirmière.

Aussi, pour toutes ces raisons, avons-nous choisi le DIGPS parmi tous les autres outils qui existent. En effet, ceux-ci ne reflètent pas suffisamment la présence d'un « savoir-infirmier », car ils ne font pas apparaître le processus mental utilisé par l'infirmière pour arriver à la résolution d'un problème de santé.

---

(1) BIETSENSKY (B.), « Théorie du social et politique aux États-Unis », *Action sociale*, juin 1977, p. 26.

Présentation de l'outil pédagogique

L'outil pédagogique est un document écrit qui permet à l'élève de découvrir le travail de chaque membre de l'équipe.

Il se présente comme un dossier, qui propose un schéma d'approche de la personne soignée pour arriver à une vue d'ensemble de la situation à analyser. Il est un outil d'évaluation. Il donne aussi une vue globale des connaissances et des attitudes de l'élève et permet de tester son esprit d'observation. Il crée un lien entre la théorie et la pratique et devient un outil de travail. En effet, il permet des transmissions après avoir défini par qui, quand et comment l'action sera faite et ce qu'elle a été. Il prévoit l'évaluation des résultats.

Cet outil pédagogique, le DIGPS, n'est pas la propriété intellectuelle de l'auteur de ce livre. Il est le résultat de réflexions de soignantes de niveaux fonctionnels différents (1). Nous même n'avons pas participé à ce groupe de travail. Le DIGPS, crée en 1978, met en évidence une démarche mentale utilisant une approche systémique basée sur une méthodologie exploitant les connaissances de l'époque en matière d'organisation du travail. Incluant l'évaluation et l'évolution permanente des soins, il dépasse le dossier infirmier limitatif. Il part d'un besoin de la personne soignée après une analyse de situation et non d'un problème de santé, pour aboutir à un soin infirmier, donc à une recherche infirmière, exigeant de la part de la soignante la connaissance d'un savoir propre et des dimensions constituant ce savoir. En effet, reconnaître qu'on possède un savoir propre est utile pour assimiler et utiliser la démarche mentale systémique et cybernétique transcrite dans ce dossier. La nouveauté de cet outil pédagogique réside dans les points suivants :

— description de la démarche mentale,

— intégration d'une démarche scientifique dans les soins infirmiers, à partir d'une théorie d'organisation de travail et pouvant être expérimentée par chaque soignant,

(1) Groupe de recherche en soins infirmiers. — CHRU de Nancy, Y.-L. Masson, surveillante-chef, Cellule d'organisation, 1978. Outil en dépôt légal, prêté aimablement par Y.-L. Masson pour l'usage de la thèse.

— intégration d'une théorie de soins partant des besoins fondamentaux exposés par Virginia Henderson.

En résumé, l'auteur du DIGPS, Y.-L. Masson, présente sa méthode d'approche de la personne soignée comme ayant un *intérêt formatif*, comprenant les éléments suivants.

— *présentation d'un système logique d'organisation globale des soins pour la personne soignée,*

— *description d'un Dossier individuel global de la personne soignée (DIGPS) adaptable selon les caractéristiques propres de chaque Unité fonctionnelle soignante,*

— *utilisation des deux outils précédents.*

Il est à préciser que les éléments précités peuvent également être exploités sur un mode modulaire.

La méthode de réflexion que sous-tend ce dossier nous a donc enthousiasmé. En effet, jusqu'à présent, les instruments existants ne donnaient pas l'occasion à l'élève d'utiliser la démarche mentale. La stagiaire devait s'adapter au dossier, c'est-à-dire ne transcrire que les actes infirmiers, les prescriptions médicales et leur exécution. Le dossier que nous avons choisi est différent des autres car il exige la transcription de la démarche mentale faite par l'élève pour déterminer et évaluer le soin qu'elle donne. Partant d'un besoin, le DIGPS conduit à une recherche de santé liée au milieu de vie.

ÉTUDE DU DIGPS

Avant de l'employer sur le terrain, nous avons essayé de comprendre en quoi **le DIGPS** correspond à notre philosophie des soins, à notre conception de l'Homme, à la transcription du « savoir-infirmier », à la progression de son usage et enfin à nos objectifs de formation, à savoir :

— collaborer avec les terrains de stage et les professions de santé,

— introduire le « savoir-infirmier » comme moteur de changement dans la formation.

Sa valeur formatrice a donc été testée.

Quelle philosophie imprègne cet outil ?

Le DIGPS est, en effet, sous-tendu par une philosophie, celle de traiter le malade dans toute son humanité. Le moyen mis en œuvre pour l'appliquer repose sur la recherche d'une mise en ordre rationnelle de toutes les connaissances, mise en ordre relative au malade, à la maladie, à la situation, mise en ordre aussi de nos sentiments, de nos actions infirmières dans une visée cohérente avec la finalité attendue.

L'outil oriente la recherche infirmière faite à propos d'un malade sur plusieurs plans :

— Par ces différentes facettes, ce dossier permet de mieux connaître le patient, de dégager ses problèmes de santé du moment liés à la maladie.

— Il oblige à recenser toutes les informations indispensables pour soigner une personne dans sa globalité, en faisant appel aux onze concepts du « savoir-infirmier ».

— En même temps et grâce aux corrélations qu'il permet pour donner des soins adaptés, il facilite le discernement des besoins prioritaires.

Alors l'infirmière peut mettre en jeu son savoir discriminatoire.

En recensant les possibilités de participation du malade et de sa famille, en envisageant avec lui sa prise en charge et sa réinsertion sociale, cet outil répond à notre conception de l'Homme et à notre philosophie des soins : considérer l'Homme comme un être biopsychosocial, dynamique, incomparable, sans cesse en interactions avec un environnement changeant, gardant sa propre liberté d'être, possédant des potentialités énergétiques propres. Cette conception induit celle des soins qui permet à l'individu d'être reconnu, de se situer, de donner un sens à la vie, en aidant la personne malade à se réaliser pleinement et à s'adapter constamment aux situations en utilisant ses propres énergies.

Cette philosophie guidera toute l'action de soins, depuis la conception de son organisation jusqu'à la réalisation, en passant par l'attitude adaptée de l'action. Cette dernière sera élucidée dans son fondement, ses objectifs, ses finalités.

Alors le « savoir-infirmier » dans son sens premier, témoignera de cette compréhension de l'Homme, s'appuyant sur l'interdépendance soignant/soigné.

Le dossier permet-il au « savoir-infirmier » d'apparaître et de progresser ?

Comme le DIGPS structure les soins autour de la personne et que l'ensemble de ces soins sont réalisés par différents corps de métier et non pas par l'infirmière seule, il oblige la coordination et amène ainsi la collaboration des divers personnels de santé.

L'infirmière joue dans le groupe de santé le rôle de coordonnatrice et de décideur. En effet, c'est elle qui, en raison de sa présence constante et selon l'information qu'elle détient ou ne détient pas, fait appel, en cours de traitement, aux différents spécialistes. Or ces informations venues de plusieurs sources sont regroupées dans le dossier.

Cet outil permet donc d'utiliser le « savoir-infirmier » sous sa forme évolutive et discriminatoire. Par ailleurs, il remet en question ce savoir, en permettant l'évaluation de la qualité des soins réalisés, si ce n'est en y obligeant, car il fait apparaître les corrélations flagrantes entre l'acte et le résultat, et pousse au réajustement du soin.

Le DIGPS a-t-il une valeur pédagogique et répond-il aux objectifs de la formation ?

Cet outil apprend aux élèves :

— à prendre conscience qu'elles ont un savoir propre et complémentaire des autres savoirs,

— à s'en servir,

— à se poser des questions,

— à faire la différence dans la priorité des besoins,

— à choisir entre les différentes priorités une hiérarchie d'urgence,

— à réactualiser un soin,

— à changer leur attitude.

En ce sens, il est moteur de changement pour la formation, car faire réfléchir les élèves sur elles-mêmes et sur les autres, sur leur pratique et celle de leurs collègues, c'est leur donner une occasion de se former.

Il tend ainsi vers d'autres besoins de formation. Ce dossier se présente comme un système ouvert permettant de développer l'aptitude à penser, à agir. Il contribue à l'acquisition de la maturité d'esprit nécessaire pour assurer des responsabilités professionnelles. Il est donc utile aux formateurs pour atteindre l'objectif du programme de 1979, qui rappelle que l'élève doit acquérir l'aptitude à penser, à agir. Il est un moyen de former à la démarche intellectuelle. Par son aspect dynamique, il développe une attitude de recherche et permet de faire progresser le « savoir-infirmier ». Il favorise donc l'évolution des soins infirmiers vers une meilleure qualité des prestations.

Le DIGPS permet la retranscription des informations de façon précise, compréhensible, lisible, complète, et facilite les corrélations.

Parce qu'il est fondé sur une démarche mentale cybernétique qui lui donne son originalité, il peut s'adapter à la spécificité de chaque unité de soins et à chaque cas individuel. Il favorise l'aspect discriminatoire et évolutif du « savoir-infirmier », et est ainsi moteur de changement pour les professionnelles sur le terrain, les enseignantes et les élèves. En effet, il oblige à un requestionnement permanent, donc à une recherche de pertinence.

Cet outil est un support d'informations structurées, un moyen de transmission, un instrument d'organisation, de planification, d'évaluation permanente mettant en jeu continuellement le « savoir-infirmier ». Cela permet à ce savoir d'être inscrit, d'évoluer et de se faire connaître.

Le DIGPS autorise donc la rencontre de la réalité professionnelle et de l'expression du programme de 1979, reflet de l'évolution de la profession en France.

Toutes ces remarques nous autorisent à dire que cet outil valorise le « savoir-infirmier », car il permet la transcription de sa démarche mentale et, de ce fait, fournit les critères pour l'évaluer en tant qu'agent d'amélioration des soins et moteur de changement en ce qui concerne :

— la prise de décision infirmière,

— la vérification du bien-fondé ou la conséquence de la décision prise en référence à la situation donnée,

— la manière de soigner qui devient holistique,

— la formation théorique et pratique.

Au terme de ce chapitre, il paraît possible de dire que cet outil est tout à fait utilisable par une élève infirmière en situation d'apprentissage théorique et pratique. En effet, il fournit à l'élève tous les éléments nécessaires pour dégager, pour elle et les autres, la spécificité de la profession infirmière et mettre en évidence son « savoir-infirmier ».

CHAPITRE 2

LA NOTION DE « SAVOIR-INFIRMIER » DANS LA FORMATION

Notre hypothèse de travail, rappelons-le, est la suivante :

> Le « savoir-infirmier », s'il est reconnu dès la formation par les futures professionnelles, peut introduire un changement de mentalité, tant dans la formation que sur le terrain, en permettant à la profession de mieux situer sa spécificité et de la faire reconnaître par les autres professions de santé.

Pour faire reconnaître ce savoir dès la formation, il semble important que, chez l'élève, l'apprentissage envisagé suscite le désir d'apprendre. Elle doit pouvoir découvrir la signification du « savoir-infirmier » dans l'acte de soigner, car *pour le formé, le savoir n'a de sens que s'il permet de résoudre les problèmes dans une situation quotidienne ou professionnelle* (1). Il est important pour l'élève de connaître la définition du « savoir-infirmier », c'est-à-dire *la capacité à décoder au-delà de l'explicite (symptôme clinique, mot...) l'implicite de la demande de la personne soignée et d'y répondre de façon adaptée. Il réside donc dans la pose d'un diagnostic infirmier et dans l'action infirmière qui en découle. C'est un savoir holistique s'appuyant sur une démarche mentale systémique et cybernétique. Il permet de soigner la personne dans sa globalité et de servir des soins personnalisés, cohérents, adaptés, efficaces, évolutifs.*

C'est donc à travers des situations d'apprentissage, rendues possible par l'élaboration de séquences de mise en situation professionnelle et par l'orientation de l'enseignement vers des évaluations formatives, que l'élève pourra se rendre compte à quel point il est important de posséder un « savoir-infirmier ».

Pour l'aider à développer la démarche d'apprentissage propice à la construction d'un savoir professionnel, l'élève aura à sa disposition le DIGPS.

A titre d'exemple, prenons un enseignement en stage et analysons la démarche à laquelle il convie. Ce stage a été réalisé en 1982.

APPLICATION D'UN ENSEIGNEMENT EN STAGE

C'est en essayant de centrer l'enseignement sur l'activité de l'élève, et en fonction de notre hypothèse de travail et de notre définition du « savoir-infirmier », que nous retraçons ici un enseignement tel que nous l'avons conduit en stage.

Notre terrain d'étude se compose de deux services de soins intéressés sur les quinze de l'établissement. Il s'agit d'un service de médecine et d'un service de gériatrie.

---

(1) CHARLOT (B.), *La mystification pédagogique*, Paris, 1977.

Les élèves des trois années de formation ont été concernées, ce qui donne un total de 54 stagiaires réparties comme suit :

— 7 élèves de première année par mois de stage,

— 6 élèves de deuxième année par mois de stage,

— 6 élèves de troisième année par mois de stage.

L'expérience s'est déroulée sur six mois de janvier à juin 1982.

La directrice de l'école d'infirmières de l'hôpital et trois enseignantes ont participé à l'expérience.

Dix infirmières soignantes ont encadré les élèves en stage.

Organisation matérielle

En établissant un planning des séquences d'encadrement, il nous a été possible de disposer d'une salle de travail tous les jours. L'inconvénient venait de ce que nous ne disposions pas d'une salle réservée uniquement à l'encadrement des élèves. Ainsi les maquettes d'anatomie, l'écran de projection, le projecteur ont chaque fois dus être transportés dans la salle disponible ce jour-là.

Il est à noter que l'intérêt manifesté par le personnel en poste dans ces deux services a rendu possible l'expérimentation de cet encadrement d'un style nouveau. Ce point est considérable car le stage est par excellence le moyen le plus approprié pour permettre à l'élève de parfaire ses connaissances du soin infirmier, tant dans son apprentissage gestuel que sur le plan de la technique relationnelle et de l'organisation du soin. Il présente le temps fort de la formation. Il donne en effet le caractère directement professionnel à l'activité infirmière. Il est le moyen privilégié de support d'acquisition et d'intégration des connaissances. La diversité des stages, l'ouverture sur l'extérieur, ajoutées à un programme sur l'organisation du travail, la relation humaine donnent à l'élève l'occasion de restituer, à la personne soignée, sa dignité.

Nous traiterons nos exemples différemment selon qu'il s'agira des élèves de première, deuxième ou troisième année.

Plan de l'enseignement

Le plan général de l'encadrement en stage tient compte de la nécessité pour les élèves d'intérioriser progressivement les connaissances. Ce plan d'ensemble a été établi avec les enseignantes, les soignantes et les élèves pour servir à la fois de repère et de fil conducteur tout au long des six mois d'expérience.

La séquence d'enseignement débute soit par une approche concrète d'une situation de malade, soit par le rapport d'une expérience. Elle se poursuit par un travail audiovisuel et se termine par une phase conceptuelle.

Cette phase conceptuelle est suivie d'un apport d'informations par le personnel d'encadrement et d'une théorisation grâce au DIGPS. Des questions motivantes pour les élèves sont posées par la monitrice de stage à partir des cas concrets.

Par exemple, dans le cas de Mme M... atteinte de leucémie lymphoïde aiguë, mais encore valide, le groupe est conduit à s'interroger sur les points suivants :

— Où se trouve Mme M... sur la ligne continue de ses activités journalières (prévention, traitement) ?

— Pourquoi en est-elle là ?

— Comment pourrait-elle être aidée à aller vers un pôle personnel d'autonomie ?

— Est-il nécessaire de guider la personne vers un pôle de dépendance dans l'une ou l'autre de ses activités journalières pour lui assurer une plus grande autonomie dans une autre ?

— Comment peut-elle être maintenue à son degré d'autonomie actuelle dans ses différents actes ?

— Comment peut-on mesurer chaque déplacement vers l'un ou l'autre pôle dans chaque catégorie d'activité ?

Ceci peut éveiller un besoin d'informations complémentaires chez les élèves. En effet, ces questions concernant les réactions de Mme M... face à sa maladie, font appel au troisième volet du « savoir-infirmier », qui englobe l'analyse de situations et relève de ce qui ne requiert pas un savoir médical : il s'agit de la manière de gérer la maladie, l'infirmité et les problèmes qui se posent à cette occasion. La monitrice de stage peut répondre à cette demande des stagiaires par un apport complémentaire faisant référence au DIGPS :

— connaître les informations utiles pour soigner Mme M...,

— connaître les besoins habituels d'une personne souffrant de leucémie lymphoïde,

— déduire ensuite les besoins propres de Mme M... afin d'adapter les soins.

Les élèves sont ainsi amenées à se requestionner sur la manière d'intégrer leurs connaissances théoriques pour distribuer des soins adaptés à Mme M...

En construisant la séquence d'enseignement sur ce modèle, c'est l'élève qui fait elle-même les démarches intellectuelles pour apprendre. Cette méthode vise à l'autonomie et à la mobilité de la pensée. En effet, cette manière de poser des questions mobilise le « savoir-infirmier » sous ses trois volets. L'élève doit décoder l'implicite de la demande, poser un diagnostic infirmier et déduire une action infirmière adaptée, efficace, évolutive. Ainsi, approchant les situations de divers points de vues, et partant de ses propres connaissances sur les situations, l'élève établit des liens, compare et met en relation les différents éléments. Dans cet enseignement, le DIGPS trouve sa place car il devient un support pédagogique véritable pour la stagiaire. En effet, il permet de reproduire des situations vécues même hors service. Il offre également la possibilité d'utiliser la démarche mentale décrite dans notre définition du « savoir-infirmier ». Il favorise ainsi le développement chez l'élève des aptitudes intellectuelles nécessaires à l'utilisation de ce savoir.

Les élèves de deuxième année : une séquence d'encadrement

Pour comprendre comment il est possible d'introduire la notion de « savoir-infirmier » dans la formation, nous allons étudier la séquence d'encadrement sur la leucémie lymphoïde aiguë à laquelle assistent six élèves de deuxième année, l'infirmière soignante, l'assistante sociale.

Cette séquence de travail a pour objectif de développer chez l'élève les compétences suivantes :

— appréhender des situations/problèmes dans toute leur complexité,

— rechercher de quelles connaissances ou nouvelles connaissances s'est enrichi son savoir antérieur pour analyser et résoudre les situations nouvelles qui ont été abordées,

— transposer les connaissances acquises pour expliquer les agissements des soignantes et des soignés dans les actes de la vie de tous les jours vis-à-vis de ces malades.

Durant ce travail de groupe, le DIGPS est utilisé, ainsi que l'apport théorique, la recherche bibliographique et une mise en situation vraie.

La séquence débute à sept heures quarante-cinq et se termine à onze heures quarante-cinq. Elle se déroule sous forme de travail de groupe. Une infirmière soignante présente la situation d'une malade hospitalisée en service de médecine.

Séquence de Mme M...

Mme M... est âgée de trente-cinq ans et mère de trois enfants. Elle est admise le 5 janvier 1982 pour une angine et des ecchymoses importantes sur les bras et les jambes. Cela fait donc dix jours, par rapport à la séquence de travail, que cette malade est entrée dans le service.

Trois élèves que nous désignerons par A, B, C, sont invitées à rencontrer Mme M... La veille, cette dernière a été prévenue de leur visite. Elles s'entretiennent avec Mme M... pendant quinze minutes.

Pendant ce temps, les élèves D, E, F recherchent, à la salle de documentation, les informations sur les angines et les ecchymoses. Un quart d'heure plus tard le groupe se reforme.

L'infirmière demande alors aux élèves A, B, C de lire les observations qu'elles ont pu faire par rapport à Mme M... sur le plan physique, administratif, pathologique, psychologique, personnel. Ainsi nous faisons la connaissance de Mme M... Nous apprenons qu'elle n'a jamais eu de gros problèmes de santé jusqu'à présent, que ses enfants sont âgés respectivement de neuf, six et quatre ans et qu'elle est divorcée. Mme M... n'a pas de famille. Elle travaille comme retoucheuse dans une usine de L...

Le 26 décembre, avant son arrivée à l'hôpital, Mme M... souffrait d'une angine résistant au traitement, avec une température à 40°, une douleur à l'oreille droite, les gencives qui saignent, des sueurs, une anorexie. Les résultats sanguins montrent des globules rouges à 2 500 000, des globules blancs diminués à 400, une vitesse de sédimentation accélérée à 150 en première heure, le taux des plaquettes inférieur à la normale.

Le 5 janvier 1982, Mme M... est hospitalisée. Elle présente des ecchymoses sur les bras et les jambes, un teint cireux, des gencives douloureuses, des troubles auditifs. Les deux jours précédents notre étude, Mme M... a eu un myélogramme qui oriente vers une leucémie lymphoïde aiguë. Un protocole de chimiothérapie est mis en route sur six jours.

A partir de ces informations, l'infirmière soignante demande aux élèves de faire connaître ce qu'elles ressentent face à cette patiente, dont la maladie est grave, les questions qu'elles se posent par rapport à la maladie, à son évolution, et aux réactions de Mme M... et de l'équipe face à cette maladie. L'infirmière demande aussi aux élèves d'énoncer les propositions qu'elles suggèrent pour aider Mme M...

Les élèves se remettent par groupes de trois pour réfléchir ensemble pendant quinze minutes aux questions posées par l'infirmière. Puis elles se retrouvent dans la salle de travail, en compagnie de l'infirmière soignante et de l'assistante sociale de l'hôpital, pour mettre en commun toutes les informations et les propositions, pour résoudre, de la manière la plus adaptée possible, les problèmes de santé de Mme M... L'infirmière explique le comportement de l'équipe face à cette malade. L'équipe d'infirmières est très inquiète quant au devenir de cette personne dont l'état ne s'améliore pas malgré le traitement. Les soignantes essaient d'encourager Mme M... à continuer le traitement malgré le peu de résultats. Elles donnent à Mme M... des informations simples mais nécessaires à la compréhension du traitement. Par exemple : *Vous avez beaucoup saigné... Votre angine vous a fatiguée ; en plus un microbe est présent et perturbe vos globules rouges et blancs... Le traitement est long et fatigant... La perfusion est nécessaire pour vous soulager.*

Le terme de leucémie n'a jamais été prononcé par les soignantes, car les circonstances de la vie de Mme M... ne la mettent pas dans des dispositions lui permettant d'accepter ce diagnostic. Les infirmières du service ont pris la décision de lui donner des informations exactes, sans aller dans les détails mais pourtant suffisantes pour que Mme M.. puisse comprendre qu'elle ne souffre pas seulement d'une angine banale. L'équipe a averti le médecin que Mme M... n'est pas en mesure d'entendre le diagnostic, afin que lui non plus ne prononce pas le terme de leucémie devant cette personne.

Une élève réagit violemment au comportement de l'équipe : *Ce n'est pas honnête, Mme M... doit savoir la vérité, elle a encore des enfants, elle a des dispositions à prendre*. Une autre est d'accord avec l'équipe soignante : *Il ne faut pas inquiéter inutilement Mme M... Peut-être ira-t-elle mieux bientôt*. La troisième ne sait pas comment réagir : *Je ne sais pas comment je réagirais si on me disait, en face : « Vous avez une maladie incurable »*. La quatrième élève ajoute : *Si Mme M... ne pose pas de questions, il ne faut rien lui dire*. Une autre reproche à l'équipe *de voir les choses d'une manière pessimiste, car pour le moment cela ne fait qu'une dizaine de jours que Mme M... est hospitalisée et ne va pas si mal que ça*. La sixième trouve curieux que Mme M... ne pose pas de questions : *Est-ce que les ecchymoses qu'elle a ne l'inquiètent pas ?*

Alors l'infirmière fait ouvrir pour Mme M..., par les six élèves, un DIGPS sur lequel ces dernières transmettent les différentes informations qu'elles ont recueillies quelques instants plutôt. L'infirmière leur demande de repenser leurs réactions et celles de l'équipe soignante en s'aidant du dossier pour mieux connaître Mme M..., ses habitudes de vie, ses croyances, et faire le point de la situation actuelle de cette malade.

Les élèves remplissant les différentes rubriques du DIGPS constatent l'absence de nombreuses informations dans leur enquête. Ce manque explique la difficulté de répondre à Mme M... de façon pertinente. Ainsi les élèves disent ne pas posséder d'informations suffisantes pour remplir les fiches 1, 2, 3, 4, 5 du DIGPS. Les fiches se rapportant aux renseignements pathologiques utiles à l'infirmière (fiches 5, 6, 7, 8, 10) leur font découvrir qu'elles ne détiennent pas toutes les informations sur la leucémie lymphoïde aiguë. Pour les six élèves, il apparaît que cette maladie se résume à une importante baisse des globules blancs, une anémie, des hémorragies. En effet, lors de leur entretien avec la malade, ces signes les ont précisément frappées. De même se sont-elles arrêtées uniquement aux examens sanguins les plus connus tels que : numération et formule, plaquettes, ponction sternale. Comme seul traitement, elles ont pensé à la nécessité d'une transfusion de globules lavés. Pour les examens complémentaires, elles n'ont envisagé que l'hémoculture pour trouver le germe responsable de la température. Elles n'ont pas évoqué, bien qu'ils figuraient dans les informations écrites du service, l'examen cytobactériologique des urines, le prélèvement de gorge, la radiographie du thorax.

A ce stade, grâce aux réflexions émises, nous pouvons constater que le savoir scientifique existe déjà chez les élèves. Certes, il est largement incomplet. Dans cet exemple, le DIGPS apparaît comme un support pédagogique utile, puisqu'il a provoqué, dans le groupe d'élèves, une émulation qui l'a conduit à se requestionner et à approfondir un début de connaissances de la situation de Mme M... C'est ainsi que les points suivants sont pris en considération :

— Mme M... est en danger de mort,

— implicitement Mme M... le sait... Il semble que cela pourrait être une des raisons de son silence. Les infirmières doivent s'en assurer et en définir la cause,

— la nécessité pour les infirmières d'élaborer un plan de soins adapté pour aider Mme M...,

— la connaissance de la pathologie, de ses risques, de ceux du traitement et ceux de l'évolution sont indispensables pour répondre de façon adaptée à la demande explicite ou implicite de Mme M...,

— la connaissance de la vie familiale de Mme M... est également importante. En effet, ses enfants sont jeunes et aux dires de l'assistante sociale, placés à l'Assistance publique.

Ce requestionnement met en lumière une lacune d'une des élèves : elle ne comprend pas pourquoi la chimiothérapie a été instaurée. En interrogeant, l'infirmière décèle chez cette élève une confusion entre deux pathologies sanguines : l'anémie et la leucémie. Elle apporte alors quelques précisions sur les différences des maladies, et précise les mécanismes de formation des globules rouges et blancs, de la coagulation et les complications de la leucémie.

L'infirmière remarque également que les élèves sont affectivement et intellectuellement démunies devant la situation de Mme M... Elle constate que les élèves n'ont pas de réponses ou de propositions de réponses à formuler. Ce fait signifie-t-il que les élèves sont renvoyées à leur propre vécu de mort et du cancer ? Soignante et stagiaires ont alors débattu de ce problème. Il est par conséquent intéressant de noter qu'une telle pédagogie est susceptible :

— de déceler des lacunes,

— d'être à l'écoute des préoccupations des élèves,

— d'être attentive à leur affect, c'est-à-dire d'apporter aux élèves les réponses utiles au bon moment. En effet, une réponse apportée à l'instant où le cerveau s'interroge permet une plus grande mémorisation.

Cette pédagogie est apte à leur faire comprendre la nécessité de mieux situer la spécificité de la profession basée sur la gestion de l'humain et du sensible. Justement, ceci fait la différence et la complémentarité du « savoir-infirmier » et du savoir médical.

Quelles capacités faut-il chercher à développer chez ce groupe d'élèves pour qu'il puisse utiliser lui-même le « savoir-infirmier » et faire face à une situation de soins ? Sur quels points l'encadrement doit-il être appuyé ? Il paraît utile dans notre exemple de développer la manière d'appréhender une personne malade en se servant des onze concepts formant le « savoir-infirmier ».

L'infirmière en fin de séance demande aux élèves de comparer les résultats de leur première observation faite auprès de Mme M... avec les résultats qu'elles ont obtenus après utilisation du DIGPS.

Une discussion s'ensuit au cours de laquelle les élèves se rendent compte de leurs connaissances imparfaites de la vie de Mme M..., de ses réactions à la maladie, de la maladie elle-même.

L'infirmière termine la séquence par une synthèse du travail effectué par le groupe. Elle y inclut les apports théoriques sur la pathologie, fait le rapprochement avec l'activité soignante en mentionnant l'attention qu'il faut apporter au capital veineux de ces patients qui est fragilisé du fait même de la pathologie.

Elle souligne plus particulièrement l'importance d'un accompagnement, d'une relation soutenue avec ces personnes : *La maladie, par ses manifestations spectaculaires : saignements importants, pâleur effrayante, ecchymoses, rend le patient psychologiquement vulnérable, voire agressif* (1).

Elle fait donc ressortir le côté pathique des soins infirmiers. Elle distribue ensuite la liste des articles relevés par les élèves D, E, F qui ont effectué une recherche bibliographique sur la leucémie en début de séance. Les

(1) Discours de l'infirmière qui anime le groupe, janvier 1982.

objectifs posés pour cette séquence ont été tenus. Nous constatons que les élèves se sont affrontées au « savoir-infirmier », et ont découvert le bien-fondé d'informations complètes indispensables à l'analyse pertinente rendue possible par ce savoir même.

Autre séquence : Jérôme

Pour appuyer l'idée qu'un enseignement en stage tel que nous le préconisons peut faire saisir aux élèves la réalité du « savoir-infirmier », un autre enseignement va être exposé.

Il diffère du précédent par le fait que l'infirmière soignante rapporte elle-même une situation vécue. Elle tient donc, dans l'exemple, à la fois le rôle du malade et celui de l'infirmière qui connaît le maximum de renseignements. Les élèves ne vont pas visiter la personne mais prennent des notes au cours de l'exposé. Ensuite, elles transcrivent les informations retenues sur le DIGPS. A partir de là, elles doivent envisager l'action infirmière pendant les cinq premières heures de l'hospitalisation. Les six élèves en deuxième année de formation transcriront sur le DIGPS (un par élève) les informations qu'elles auront entendues. A partir de là, elles essaient de trouver les problèmes de santé que pose Jérôme, d'analyser les informations qu'elles possèdent en vue de déterminer les objectifs de soins et décider de la priorité à leur donner. Les élèves travailleront séparément pendant une heure sur les renseignements qui leur ont été donnés. Puis elles se retrouveront, et chacune présentera le résultat de son travail au groupe, conduit par la soignante qui les encadre.

L'infirmière donne connaissance aux stagiaires de la situation décrite ci-après.

Jérôme, seize ans, est hospitalisé le 13 mai 1982 en service de médecine. Il est de nationalité française. Il a été admis pour une insuffisance rénale aiguë. Il est élève au lycée technique, en classe de troisième. Il n'a pas de problème familial connu. Il est fils unique. Son père est géomètre, sa mère sans profession. Il habite chez ses parents.

Le jour de la séquence, Jérôme est somnolent, présente une température à 40°, est hyperhydraté, en anurie complète. Le traitement envisagé est une hémodyalise et une maintenance des constantes biologiques. Un contrôle de l'appareil cardiovasculaire est demandé. Le jeune homme est placé sous surveillance monitoring. Régulièrement, toutes les deux heures, sont contrôlés le pouls, la tension artérielle, la pression veineuse centrale. Une sonde urinaire à demeure est posée pour exercer toutes les quatre heures une surveillance de la diurèse. Un cathéter est mis dans la veine sous-claviaire droite. Une aponévrotomie au niveau des mollets est prévue pour permettre la pose d'un shunt artério-veineux. Une anesthésie générale est programmée pour vingt-deux heures ce même jour.

Un traitement par perfusion est mis en route. Des examens complets sanguins sont effectués en urgence ainsi qu'une radiographie pulmonaire et un électrocardiogramme. Jérôme est également porteur d'une sonde gastrique par laquelle il reçoit trente grammes de *Kayexalate* par jour et cinq comprimés de *Tagamet 200* par jour.

Après l'exposé de la soignante et après avoir retranscrit les informations sur le DIGPS, les élèves examinent avec l'infirmière la validité des soins qu'elles ont proposés sur le DIGPS et la qualité de l'organisation de ces soins par rapport à la situation de Jérôme. Elles tentent aussi de dégager les phases ultimes du plan de soins par rapport à ce malade. Elles cherchent à voir quelles fiches du dossier vont leur être indispensables pour résoudre les problèmes que pose la situation de ce jeune homme. Après une heure de réflexion les élèves exposent leur conclusion.

Immédiatement, l'infirmière enregistre des divergences dans les informations relevées par les six élèves au moment de la présentation du cas de Jérôme. Une seule élève a noté que le patient avait été admis pour insuffisance rénale aiguë. Une a compris que le motif d'hospitalisation était « le choc », deux ont noté qu'il avait été hospitalisé pour une température à 40° et un état de choc. Une autre encore a entendu que l'admission à l'hôpital avait été prononcée parce que le jeune homme était comateux. La dernière enfin a entendu qu'il avait des problèmes rénaux graves.

La planification sur cinq heures a été bien vue par toutes les six en ce qui concerne la surveillance et l'application du traitement. La notion de la pose d'un shunt artério-veineux a été retenue par toutes les élèves. Une seule d'entre-elles a pensé, dans la planification des soins, a mentionné les soins d'hygiène. Le relevé d'éléments par rapport au malade en tant que personne a été insuffisant chez toutes.

Pour les élèves, les objectifs de soins se résument à une surveillance des différents paramètres cliniques et biologiques. De leur point de vue, le problème de santé de Jérôme se présente comme suit : Jérôme est très fatigué, hyperhydraté. Elles ont prévu de poser des questions à l'équipe médicale au sujet des suites possibles, afin de déterminer avec le médecin, si l'intervention de la diététicienne devenait nécessaire.

Un support théorique est apporté par la projection de diapositives sur l'hémodyalise. Pour notre étude, la partie active de notre séquence s'arrête là. A cet instant, un corrigé type est remis aux élèves, mais leur réflexion va continuer. Elles sont invitées à comparer leurs observations avec le corrigé type pendant leur temps de travail personnel. Une prochaine séance va être consacrée à la comparaison des notes prises par les élèves et du corrigé type.

Les grandes variantes de cette méthode par rapport à la précédente portent sur :

— la prise de notes qui met en mouvement la capacité d'écoute active, d'attention à un exposé oral (par transposition au malade), de mémorisation, de sélection de l'information,

— le travail comparatif entre une prise de notes et un corrigé type, ce qui entraîne une analyse de contenu et une autocritique par rapport à la manière d'être « présentes » dans des situations de soins, de repérer les lacunes et de les corriger.

Cette méthode apprend aux élèves à construire leur savoir par confrontation d'idées. Elle permet aux enseignantes d'orienter davantage la formation sur le développement de l'analyse, de la synthèse extemporanée, de l'écoute active et de la mémorisation, puis de la manière d'organiser les soins afin que ceux-ci soient coordonnés, adaptés, cohérents, évolutifs et évalués.

Il est à remarquer que cet enseignement favorise un regain d'intérêt pour retrouver le sens des soins autant chez les élèves que chez les enseignantes et les infirmières.

Ces deux méthodes d'encadrement en stage que nous venons de voir ont pour but de préparer les élèves à utiliser le « savoir-infirmier ». Elles les obligent à raisonner intellectuellement et affectivement en employant, soit séparément, soit simultanément, les trois volets de ce savoir. Les élèves apprennent ainsi à interroger elles-mêmes la pratique et à retrouver les éléments constituant le « savoir-infirmier ».

Pour être complète par rapport à notre expérimentation en stage, menée pendant six mois, il nous faut préciser que d'autres enseignements ont été conduits de cette manière sur la physiopathologie de l'appareil respiratoire, sur la fracture du col du fémur, l'approche du vieillard, les handicapés moteurs, sur l'appareil digestif, sensoriel, cardio-vasculaire.

Les élèves de première année : une séquence d'encadrement

Les sept élèves de première année ont choisi de s'intéresser à l'appareil respiratoire. Cette séquence part de l'ensemble des connaissances des élèves sur la vie, les confronte à une situation précise comme nous allons le voir.

Pour cette séquence il s'agit de l'étude du cas d'un homme de quarante ans, hospitalisé en médecine suite à un accident du travail : chute avec perte de connaissance. Il présente également une bronchite chronique. Il travaille dans une usine qui fabrique de la colle à usage industriel.

Les élèves qui ont, au début de cette première année, effectué des stages extra-hospitaliers, se sont posées les questions suivantes :

— Pourquoi cet homme a-t-il fait une chute ?

— Pourquoi doit-il être installé en position demi-assise dans le lit ?

— Quels effets la colle peut-elle avoir au niveau des bronches ?

— Pourquoi le médecin n'a-t-il pas prescrit l'administration d'oxygène pour ce malade ?

— Pourquoi faut-il faire l'injection d'inophylline à huit heures du matin alors que le malade semble davantage essoufflé à midi ?

Ce questionnement a fait découvrir successivement aux élèves :

— Le milieu industriel d'où vient le patient,

— Les responsabilités personnelles du malade, de l'employeur et de la société en relation avec la pollution atmosphérique,

— Les effets de la pollution sur la respiration pathologique du patient,

— Les actions infirmières pour soulager la personne.

Cette manière de procéder a conduit les élèves à établir une relation entre les circonstances de l'accident, les répercussions de la colle sur la respiration du patient et les actions infirmières.

C'est donc dès le premier module que l'élève apprend à se servir de l'outil pédagogique. Par ailleurs, le fait de découvrir, grâce à cet outil et au requestionnement qu'il impose, les liens entre les divers éléments énumérés, lui fait prendre conscience qu'il faut un « savoir-infirmier » pour soigner et qu'il est nécessaire de travailler en équipe. La rencontre avec la réalité globale, l'exploration d'une situation, la confrontation à des problèmes réels font considérer aux stagiaires les actions infirmières comme des interventions se caractérisant par des activités de nature différente. Celles-ci sont toutefois unies par le fait qu'elles sont dirigées vers des soins continus donnés à une personne posant un problème de santé. Les élèves se rendent compte ainsi que l'intervention infirmière reflète un jugement professionnel propre à l'infirmière et fait appel à plusieurs savoirs (savoir-information, savoir-être, etc.). Utiliser le DIGPS éveillera chez les élèves la capacité d'organiser, à partir de données diverses, leurs pensées en vue d'une décision infirmière cohérente.

Les élèves de troisième année :
une séquence d'encadrement

Quant aux élèves de troisième année, prenons le cas où le groupe de travail se réunit pour réfléchir sur les risques et les conséquences de la fracture du col du fémur chez une personne âgée. Cette séquence a été demandée par les élèves. Une enseignante a fait un rappel des données théoriques des fractures du col du fémur. Les six élèves ont rapporté à tour de rôle, au moyen du DIGPS (un par élève), la situation de Mme P..., âgée de soixante-quinze ans. Cette personne a subi une intervention consistant à mettre en place une prothèse totale de la hanche droite.

A la demande des élèves, ont assisté à la réunion une diététicienne, un kinésithérapeute, un chirurgien, une assistante sociale, une infirmière de chirurgie et une infirmière de gériatrie. Cette séquence se situant dans la période de révision pour les élèves (mai 1982), celles-ci avaient voulu réaliser lors de ce travail de groupe une synthèse sur l'appareil locomoteur, les précautions à prendre avant et après l'intervention, la manière d'appréhender d'un point de vue infirmier des situations précises. Elles désiraient soumettre leur travail à la critique d'une équipe de professionnels afin d'être sûres d'avoir bien perçu la manière de coordonner les soins, de les dispenser de façon adaptée et cohérente par rapport à Mme P...

Cette séquence se situant à la fin des trois années d'étude, les élèves sont censées posséder et utiliser le « savoir-infirmier ».

Le débat a montré que les futures professionnelles savent utiliser correctement le DIGPS et ont conscience de posséder un savoir propre, puisqu'elles ont osé provoquer une discussion entre les professionnels de santé gravitant autour de cette malade, et n'ont pas eu peur des critiques éventuelles.

Durant ce travail, les élèves ont exposé les problèmes de Mme P..., les buts à atteindre pour les résoudre, les approches possibles et l'évaluation des actions infirmières.

Nous constatons qu'elles ont été attentives à Mme P... Elles ont su établir en partie un soin réfléchi, adapté. Elles ont en effet énuméré, dégagé le problème de santé de Mme P... en faisant apparaître un lien qui rassemble l'agressivité et le refus de manger : la constipation. Elles ont donc rapproché deux situations, qui sont deux phénomènes comportementaux, pour faire ressortir un problème de santé. Cette approche semble légère a priori, car limitative quant au comportement de Mme P... Ce dernier est-il seulement lié à la constipation ? Ne peut-il y avoir d'autres raisons ? Les élèves ont-elles essayer de cerner la possibilité ou l'impossibilité de Mme P... à communiquer ou à entrer en relation avec l'équipe ? Le dialogue était-il suffisamment ouvert entre les élèves et Mme P... pour permettre à cette dernière de s'exprimer sur un problème autre que la constipation mais occulté par celle-ci ? Ayant perçu le problème de la constipation, elles ont défini le but à atteindre pour éliminer ce problème. Parmi les sources d'informations dont elles disposaient, elles ont recherché les moyens qui leur semblaient les plus appropriés pour atteindre le but, à savoir faire disparaître la constipation et du même fait l'agressivité. Elles ont choisi de faire participer la malade au traitement en lui disant de boire le plus possible et de bouger davantage. Elles ont demandé l'aide de la diététicienne pour que Mme P... ait une alimentation semblable à celle antérieure à l'hospitalisation. Elles ont apporté une aide extérieure pour le problème de la mobilité en faisant intervenir le kinésithérapeute.

Le soin prévu pour Mme P... correspond aux connaissances médicales et infirmières du moment. Le soin proposé et servi à Mme P... n'est donc nullement routinier. Il a été établi en fonction de la démarche mentale effectuée par les élèves face à un problème apparent : la constipation. Le soin infirmier proposé est cohérent, car il comporte un recueil d'informations, un traitement des informations, des prévisions de soins. Surtout il implique un travail d'équipe.

Il semble qu'il y ait eu une relation privilégiée de personne soignée à personne soignante puisqu'il apparaît dans l'évaluation faite par les élèves que la constipation et l'agressivité ont disparu simultanément.

Cet exemple a permis de voir que l'action infirmière ne peut aboutir que si l'élève arrive à nommer, à dégager, à mettre en relation les différents facteurs d'une situation, à prescrire des actions à réaliser pour arriver à un but et diriger ses actions vers ce but et les évaluer. Ceci, les élèves l'ont réalisé pour Mme P... grâce à l'utilisation du DIGPS. En effet, elles sont arrivées à dépasser le stade de l'administration pure et simple d'un laxatif sur prescription médicale en cas de constipation. Elles ont donc utilisé le « savoir-infirmier » sous ses trois volets. Elles ont pratiqué une analyse de situation englobant les habitudes de vie de la malade, les solutions possibles, les connaissances théoriques concernant la personne âgée et sa pathologie. Le fait que les élèves ont découvert que la constipation était liée à l'agressivité montre qu'elles ont su décoder l'implicite et gérer le côté pathique des soins. Nous sommes donc bien là en présence d'un « savoir-infirmier » différent et complémentaire du savoir médical.

Avantage d'un outil adapté pour faire découvrir l'ampleur et l'usage du « savoir-infirmier »

Nous pouvons constater à travers ces exemples que les élèves de première, deuxième et troisième années ont utilisé une démarche de savoir (opération mentale d'analyse, opération mentale de mise en problème, opération mentale de relation) propice à la construction du « savoir-infirmier ». En effet, comme nous l'avons déjà expliqué, le « savoir-infirmier » passe par un requestionnement des connaissances, car il s'applique à une personne dynamique, unique, réagissant de manière personnelle à la maladie. Ce requestionnement évite une action soignante automatique et aveugle. Il transforme l'exécution en application réfléchie d'une prescription. Le fait de se poser sans cesse des questions, à partir d'une situation de soins, permet à l'infirmière de décoder l'implicite d'une demande émanant d'une personne malade. Ainsi l'élève comprend l'essence du « savoir-infirmier » et sa différence avec le savoir médical.

Le travail en commun apprend aux élèves progressivement que d'autres personnes détiennent aussi une vérité basée sur l'expérience. Elles apprennent surtout la valeur réelle d'une mise en commun des connaissances. Utiliser le DIGPS ouvre les élèves à ce partage.

Le fait de mettre les élèves en situation d'apprentissage, comme nous venons de le voir à travers les exemples d'enseignement, et en leur fournissant l'outil adéquat pour transcrire leur démarche mentale, leur permet d'intégrer progressivement par le vécu l'expression orale et l'expression écrite. Nous avons pu remarquer lors des travaux de groupe que la parole est laissée aux élèves. Le personnel d'encadrement intervient uniquement pour apporter des informations ou faire des synthèses ou encore mettre en évidence les problèmes rencontrés par les élèves afin de les aider dans leur progression.

Nous pouvons observer que l'emploi du DIGPS permet à l'élève de découvrir ses lacunes, de mettre en pratique ses connaissances et de progresser suivant son niveau de formation. Découvrant l'Homme en tant qu'être humain avec ses qualités et ses faiblesses, rédigeant ses observations personnelles sous forme de rapport, l'élève, au fur et à mesure qu'elle avance dans son année de formation, va acquérir et affiner son savoir spécifique. Par le maniement du DIGPS, qui est la transcription du « savoir-infirmier », l'élève tout au long de sa formation se rend compte de façon progressive que le « savoir-infirmier » est indispensable pour soigner une personne malade dans sa globalité (cf. exemple de Mme M...). Par ailleurs la stagiaire apprend que soigner par routine n'est pas soigner, car la personne souffrante attend compréhension, soins expliqués, adaptés, compétents et chaleur humaine. Cela ne peut être offert à la personne si l'infirmière ne se sert pas du savoir propre dont elle dispose.

Les élèves de deuxième année du premier exemple d'enseignement en stage en ont pris conscience d'une façon très claire. Cela leur a demandé une remise en cause de leur propre représentation de soigner, donc du « savoir-infirmier ». Elles ont restructuré leur savoir par rapport aux résultats en refaisant une nouvelle synthèse. Ainsi, elles se retrouvent en possession d'une représentation différente de leur propre savoir face à la situation de soins. Elles développent ainsi le savoir spécifique de la soignante. Elles intègrent des connaissances nouvelles, les replacent dans des situations et se retrouvent confrontées à des problèmes nouveaux.

Ainsi, par l'utilisation du DIGPS les élèves vont de représentations mentales en représentations mentales et de remise en cause en remise en cause. Elles évoluent par là-même vers un savoir spécifique, élaboré et solide, conduisant vers une recherche en soins infirmiers.

Un point à mettre en exergue durant cet enseignement concerne l'évaluation formative de fin de stage. Elle réunit les élèves, les soignantes, les enseignantes. Elle permet à chacun d'exposer ses difficultés et ses satisfactions. Elle donne la possibilité d'analyser et de rectifier les actions réalisées.

Les tableaux n° 8, 9 et 10, qui vont suivre, nous ont été remis à la fin des six mois de stage et retracent par année de formation la synthèse des difficultés, des satisfactions et des actions réalisées par des élèves, des soignantes et des enseignantes.

Synthèse / Participantes	Difficultés	Satisfactions	Actions réalisées
Élèves de 1re année	Mettre par écrit un raisonnement Formuler des objectifs de soins Voir les priorités	Apprendre à bien poser les problèmes	Compréhension de la démarche intellectuelle Définition du « savoir-infirmier »
Soignantes	S'adapter au DIGPS	Reconnaissance du travail infirmier par écrit Collaboration école terrain	Encadrement des élèves
Enseignantes	Adaptation au DIGPS et au terrain Harmonisation théorie et pratique au niveau de l'école	Même conception des soins infirmiers	Sensibilisation des élèves au DIGPS et au savoir propre

Tableau n° 8. — Évaluation de fin de stage première année.

Le tableau n° 8 met en évidence qu'en fin de première année la démarche mentale n'est pas encore acquise. Le lien entre la théorie et la pratique n'est pas aisé. En effet, l'élève connaît très peu le milieu hospitalier. Néanmoins, elle a des connaissances du monde extra-hospitalier et de l'Homme sain. Ceci permet à l'élève de mieux comprendre la démarche du DIGPS reposant sur la connaissance des habitudes de vie et du milieu de vie de la personne hospitalisée pour aboutir à un soin infirmier. Une ébauche de la reconnaissance du travail infirmier par les élèves est amorcée grâce à la transcription des informations sur le dossier et à leur utilisation.

Synthèse / Participants	Difficultés	Satisfactions	Actions réalisées
Élèves de 2e année	Requestionnement imposé par l'outil Trop attirées par le côté médical des actes infirmiers Faire des analyses de situation Utiliser les informations pour soigner selon une pensée infirmière	Découverte du « savoir-infirmier »	Commencer à intégrer théorie et pratique ébauche d'un soin adapté
Soignantes	Intégrer l'enseignement à la pratique	Enrichissement personnel	Mise à jour des connaissances du programme
Enseignantes	Établir une relation entre certaines connaissances du programme et garder l'individualité du savoir propre	Collaboration stage-école Élèves réfléchissent davantage	Appréhender des situations de soins dans leur complexité.

Tableau n° 9. — Évaluation de fin de stage 2e année.

Le tableau n° 9 fait apparaître au niveau des groupes concernés la difficulté de maîtriser la pratique à travers un outil. En effet, il oblige à une appréhension maîtrisée du réel à travers des critères pertinents d'analyse organisés dans une logique cohérente qui constitue le squelette de l'outil.

Synthèse / Participants	Difficultés	Satisfactions	Actions réalisées
Élèves de 3e année	Décoder l'implicite de la demande Établir un diagnostic infirmier	Se sentir une professionnelle responsable avec un savoir propre Se sentir compétente	Intégration de la théorie dans la pratique au moment d'un soin. Établir un diagnostic infirmier
Soignantes		Retrouver une responsabilité vis-à-vis de la formation Collaboration école/terrain	Encadrement des élèves
Enseignantes	Adapter l'enseignement à la réflexion des élèves	Réaliser un enseignement clinique Réactualiser des connaissances théoriques au moyen de la pratique	Formation d'infirmières responsables conscientes de leur savoir

Tableau n° 10. — Évaluation fin de stage 3e année.

Le tableau n° 10 indique que les élèves ont appris à utiliser le « savoir-infirmier », car elles intègrent dans un même soin les connaissances théoriques et pratiques en vue d'établir un diagnostic infirmier. Elles se considèrent comme des professionnelles responsables ayant un savoir propre. Les enseignantes ont pris conscience qu'il est utile d'adapter continuellement l'enseignement aux besoins des élèves et de la pratique.

Si nous regardons les trois tableaux, nous constatons que les soignantes et les enseignantes ont été satisfaites de la collaboration entre école et terrain. Ceci répond à un souhait émis lors des entretiens que nous avons conduits pour cette étude. Les soignantes retrouvent une identité. Un travail repose plus sur l'usage de l'intelligence que sur la routine. Cela répond à un besoin de la profession exprimé par les soignantes interrogées lors de notre enquête.

La vue d'ensemble de ces trois tableaux nous autorise à dire, qu'au niveau des élèves, il y a une progression dans leur démarche d'appréhender les soins. Mais nous remarquons qu'il existe une grande difficulté, commune à toutes, celle de mettre par écrit le résultat d'une démarche mentale évidente dans le quotidien. Durant la période d'encadrement des élèves de 3e année, les soignantes n'ont pas éprouvé de difficultés. Que signifie ce fait ? Ont-elles effectivement assimilé la démarche sous-tendue par le DIGPS et la notion de « savoir-infirmier » ? Ou bien, au contraire, ne se requestionnent-elles plus ?

Le résultat de ces tableaux montre l'importance d'un outil pédagogique dans la formation des élèves. Par le requestionnement qu'il impose à chaque étape du soin, il oblige la soignante à parfaire sans cesse ses connaissances et confirme que l'infirmière a besoin d'un savoir propre pour soigner, d'un savoir permettant cette interdépendance entre soignant et soigné pour une efficacité des soins et un épanouissement du soignant et du soigné.

Les tableaux n° 8, 9 et 10 montrent une progression d'apparition de prise de conscience des élèves d'un savoir propre. En effet, les tableaux n° 3, 4 et 5 mentionnés dans la deuxième partie de notre thèse, montrent que les élèves étaient en prise avec l'émiettement des connaissances sans qu'il leur soit offert la possibilité d'opérer l'amorce d'un savoir global. Il semblerait qu'un effort de mémorisation ait été demandé aux élèves, car les connaissances médicales étaient les plus nombreuses. Le travail reflétait la non-reconnaissance d'un savoir propre et une manière cartésienne d'enseigner.

L'utilisation du DIGPS indique des résultats plus satisfaisants, car il fait apparaître l'Homme comme une unité et est un repère de ses besoins et une manière plus holistique de soigner. Il envisage des perspectives d'avenir pour la personne soignée ainsi que des attitudes nouvelles face à la maladie, en mobilisant les énergies pour une meilleure utilisation de son potentiel énergétique restant. Le DIGPS permet à l'équipe d'encadrement de tester les capacités de l'élève dans une situation professionnelle habituelle :

— relève,
— planification,
— exécution et adaptation,
— relation,

— évaluation, contrôle,
— réajustement.

Il permet également d'apprécier à quel stade se trouve l'élève par rapport à la connaissance des personnes, l'organisation des soins.

Ainsi l'enseignant peut suivre et apprécier la manière dont les élèves ont réalisé l'apprentissage du « savoir-infirmier » au cours des différents modules. Ces étapes, pour atteindre les différentes dimensions et apprécier le « savoir-infirmier », se sont accomplies par :

— des rencontres du personnel d'encadrement (soignantes, enseignantes) dans les services de soins,
— des apprentissages de la démarche mentale dans les différents terrains de stage,
— des réflexions sur le vécu et sur la conduite d'entretien (travail de groupe avec praticiennes, enseignantes, élèves),
— des informations concernant le DIGPS, par l'explication de la démarche avant la mise en place de l'expérience,
— une évaluation en fin d'expérience.

Qu'un effort d'analyse apparaisse, apportant satisfaction intellectuelle et professionnelle, et les enseignantes désirent sortir du modèle traditionnel et acceptent plus facilement la rencontre sur le terrain. Une amorce vers le décloisonnement école/terrain se laisse entrevoir de ce fait.

Ce chapitre présente l'idée que, si la notion de « savoir-infirmier » est introduite dès la formation de base, elle en fait progresser l'usage et la valorisation. C'est elle qui donnera l'élan nécessaire à la profession pour atteindre une reconnaissance et une indépendance.

Lorsque le « savoir-infirmier » sera utilisé couramment par tous, il amènera un changement de mentalité professionnelle, un langage commun. Il ouvrira la voie d'accès à l'autonomie de la profession par sa spécificité qui en fait la différence et la complémentarité avec le savoir des autres professions de santé et la rendra crédible.

En rapprochant les professionnelles, le « savoir-infirmier » permettra de promouvoir la recherche infirmière en vue d'améliorer la qualité des soins dispenser aux malades, d'enrichir l'enseignement des soins infirmiers et de favoriser ainsi le développement de la profession.

LES ÉLÈVES ET LA NOTION DE « SAVOIR-INFIRMIER »

Afin de voir si le DIGPS tel qu'il a été utilisé par les élèves répond à notre souci :

— développer la réflexion chez les élèves pour soigner de manière holistique,

— mobiliser et mettre en valeur le « savoir-infirmier »,

— constater la traduction du « savoir-infirmier » au niveau des transmissions écrites,

nous allons étudier successivement l'action du DIGPS et du « savoir-infirmier » dans les devoirs des élèves et les transmissions écrites.

Étude des devoirs des élèves de 3e année

Nous avons retenu uniquement les devoirs des vingt élèves de troisième année car, en fin de formation, elles doivent être capables de mobiliser et de maîtriser le « savoir-infirmier ». Elles ont eu connaissance, durant les trois années d'étude, de l'intégralité de la démarche sous-tendant l'outil.

Sur une période de six mois (mars à août 1982), quatre-vingt devoirs ont été étudiés à raison de quatre par élève. Ont été retenus deux sujets de médecine et deux sujets de chirurgie.

Nous avons gardé les mêmes catégories de classification des thèmes que celles employées lors de la recherche du « savoir-infirmier » à travers les écrits des élèves, pour maintenir la cohérence de la recherche et pour pouvoir suivre l'évolution des élèves et tester l'outil.

Nombre d'informations / Nature de l'information	Médecine	Chirurgie	Total
	40 devoirs	40 devoirs	80
Connaissances sciences humaines en rapport avec la situation	72	96	168
Informations sur examens, interventions, avant, pendant, après	96	192	288
Informations psychologiques	52	57	109
Informations sociales, marié/célibataire	48	48	96
Informations connaissances médicales	155	192	347
Informations psycho-affectives, sociales	96	101	197
Informations rôle propre	288	144	432
Total	807	830	1637

Tableau n° 11. — Devoirs des élèves de 3e année.

Les 1637 informations traduisent l'existence du « savoir-infirmier » dans les devoirs.

Les informations de nature psychologique sont les moins nombreuses (109). Les informations les plus nombreuses (432) se rapportent au rôle propre de l'infirmière. Les connaissances médicales viennent en deuxième lieu avec 347 informations.

Est-ce là une prise de conscience qu'à la parole médicale fait écho un autre savoir, qui s'apprend non seulement en théorie mais au chevet du malade ? La conception purement médicale des soins infirmiers s'efface devant le rôle propre de l'infirmière. Ceci est un signe très positif et indique que les élèves durant leur formation ont assimilé l'existence d'un savoir propre et ont su le traduire par écrit. Ceci peut s'expliquer par le fait que l'esprit des élèves a été sensibilisé à une démarche mentale prenant en compte le malade et les soins infirmiers. Il y a apparition d'autres mentalités chez les élèves. En effet, elles commencent à raisonner davantage en personne responsable et moins en exécutante. Nous constatons que leurs actions sont pensées. Elles intègrent, pour 456 informations recueillies (168 + 288), les connaissances théoriques au niveau des soins. Par ailleurs, le malade et ses besoins sont pris en considération, car nous relevons le nombre 288 pour les rubriques « ce qui se passe au moment de l'examen ou de l'intervention ».

Les soins sont donc adaptés, et l'on peut même dire que le malade est invité à participer, s'il le désire, à l'organisation des soins. Cependant les informations d'ordre purement psychologique et psycho-affectif sont encore très peu nombreuses : 197 et 96, 168, sur 1 637 informations. Le malade est encore dans un vécu « artificiel ou tronqué ». Faut-il en chercher la cause dans le fait que l'infirmière en tant que personne ne se vit pas actrice et responsable de cette situation ? Ne serait-elle restée qu'à la distance professionnelle ?

D'après les chiffres du tableau n° 11, il semble que l'outil aide à une meilleure formation des élèves qui, l'utilisant, apprennent à prendre leur responsabilité, à réfléchir, prendre des décisions et agir. Cela ne pourrait se faire si elles n'utilisaient pas une démarche intellectuelle. Le « savoir-infirmier » transparaît donc dans les écrits, mais peut-il réellement être moteur de changement ? Il est possible de répondre positivement à cette question car l'objectif des modules 5, 6, 7, est que la démarche employée pour soigner devient un outil pleinement intégré permettant à la professionnelle :

— de décider,

— de comprendre l'intérêt d'un DIGPS, application concrète de la démarche mentale sous-tendant l'action infirmière,

— de bien organiser les soins (planification) et de les réaliser de manière réfléchie, individualisée, créative,

— d'en assurer une transmission structurée et complète pour une prise en compte globale de la personne soignée.

Donc, introduire le « savoir-infirmier » dans les modules, montre que la profession infirmière est une profession normale, ayant des connaissances propres, et qu'elle n'est pas une profession dépendante de la profession médicale.

Les transmissions écrites : le DIGPS

Nous avons étudié de la même façon que précédemment 20 DIGPS de médecine et 20 DIGPS de gériatrie. Il faut noter que dans ces services, le DIGPS remplace le registre étudié ainsi que les fiches énumérées.

Les 40 DIGPS ont été également utilisés par les soignants des équipes de jour et de nuit. Cela était indispensable pour tester efficacement cet outil. En effet, les élèves ne sont pas présentes vingt-quatre heures sur vingt-quatre et, de ce fait, des informations auraient manqué. Ceci aurait dénaturé l'emploi et l'exploitation de l'outil qui est prévu pour un travail en équipe et une distribution des soins continue. L'étude a été réalisée sur une période de six mois, de mars à août 1982, pour les 40 malades, à raison d'une analyse par dossier et par semaine. Ceci donne donc 960 observations.

Pour rechercher la traduction du « savoir-infirmier » de ces 40 dossiers selon les critères d'appréciation définis, nous avons analysé chaque dossier séparément, puis nous avons regroupé les informations recueillies en 22 thèmes. Ces derniers ont été classés en quatre catégories.

La catégorie *informations générales* comprend :
— identification de la personne,
— motif d'hospitalisation,
— diagnostic médical,
— traitement avant hospitalisation,
— antécédents familiaux,
— date d'entrée.

La catégorie *savoir scientifique* concerne :
— les connaissances théoriques,
— l'exécution des prescriptions médicales,
— la surveillance des traitements,
— la consultation et les examens.

La catégorie *savoir spécifique* indique :
— la connaissance des habitudes de vie,
— les informations concernant le comportement du malade face à la maladie,
— le diagnostic infirmier,
— le choix de l'approche infirmière,
— l'initiative et la prise de décision infirmière,

— l'éducation du malade,
— les soins dispensés par rapport aux besoins de la personne.

La catégorie, *démarche de savoir* regroupe :
— l'analyse de situation,
— le compte rendu,
— les actions infirmières,
— l'évaluation de l'action infirmière
— le réajustement des soins.

Il faut mentionner que le DIGPS a été utilisé différemment selon les besoins du malade. Toutes les feuilles n'ont pas été utilisées quotidiennement. Le même nombre de feuilles en usage est variable pour un même malade et d'un malade à l'autre.

Catégories	Dossiers gériatrie	Dossiers médecine	Total
Informations générales	480	480	960
Savoir scientifique	51818	129124	180942
Savoir spécifique	155978	104863	260841
Démarche de savoir	104690	80603	185293
Total	312966	315070	628036

Tableau n° 12. — Récapitulatif des informations recueillies dans les 960 observations (en six mois).

En nous basant sur les résultats de l'analyse des dossiers de malades soignés à l'aide de l'outil testé, nous pouvons faire les remarques suivantes.

Sur un total de 628 036 informations, il apparaît que le « savoir-infirmier » est visible 180 942 fois sous forme de savoir scientifique, 260 841 fois sous forme de savoir spécifique, 185 293 fois sous forme de démarche de savoir. Ceci nous permet de dire que le « savoir-infirmier » transparaît, dans les écrits du DIGPS, sous ces trois volets.

Par ailleurs, les soins infirmiers distribués apparaissent comme des soins prenant en compte les informations jugées utiles par et pour la personne soignée durant vingt-quatre heures. En effet, 260 841 informations se rapportent à l'action infirmière et à la programmation des soins. L'habitude de vie des personnes est également prise en compte. Les soins sont adaptés car l'action infirmière est évaluée 185 293 fois. Nous voyons, d'après le tableau, que les analyses de situation ont entraîné des soins personnalisés. Le fait qu'il y ait 185 293 comptes rendus d'exécution laissent percevoir que les infirmières des trois équipes (matin, après-midi, nuit) ont collaboré avec les élèves.

Les élèves et les infirmières ont, semble-t-il, pris conscience de leur savoir, de leur responsabilité et de l'importance d'utiliser leurs connaissances pour le bien du malade, car on relève 260 841 prises de décisions infirmières.

En revanche, dans le savoir scientifique, nous relevons uniquement 180 942 informations en rapport avec les connaissances théoriques. Ceci peut s'expliquer par le fait que ce sont surtout les élèves qui utilisent le DIGPS.

Il y a donc cohérence avec la philosophie de départ. Les besoins psychologiques sont pris en considération. La communication entre le malade et l'équipe s'établit. Le malade reçoit des conseils adéquats lui permettant de progresser grâce à une relation thérapeutique avec le personnel soignant.

Les résultats du tableau n° 12, bien que d'affirmation « timides », laissent penser cependant que le « savoir-infirmier » a ses chances pour continuer d'émerger dans la formation et dans la pratique.

Ces résultats sont pour nous prometteurs et capables de faire changer le profil de la profession. En effet, il ne faut pas oublier que cet outil a uniquement été utilisé sur le terrain, et que les enseignantes elles-mêmes devaient se familiariser avec son utilisation. Il est vrai que le personnel qui encadrait les élèves avait été informé de la manière d'utiliser le DIGPS, mais ne l'avait pas expérimenté lui-même. Ces résultats démontrent que la profession repose effectivement sur un savoir propre. Les informations étant regroupées et structurées, il devient possible de constater que le « savoir-infirmier » existe dans les écrits. De ce fait, l'action de l'infirmière en est valorisée. En effet, il permet de mettre en relief ce qui est exercé habituellement dans la pratique, c'est-à-dire « se dit », « se fait », et ne s'écrit pas. Il ajoute l'intégration de la prescription médicale, et relève ce qui est passé sous silence dans les autres documents et qui en réalité fait l'identité de la profession.

Cet outil bien compris et bien conduit contribue et révèle une qualité de soins qui tend vers l'optimum et prouve l'efficacité du « savoir-infirmier ». Il permet de faire la différence entre les décisions stimulées par les anciens dossiers et celles stimulées par le DIGPS, car pour remplir les rubriques, il aura fallu s'interroger, être informé et décider.

Par ailleurs, il repose sur une démarche mentale qui lui donne toujours un mouvement de requestionnement circulaire, donc d'interaction. C'est pourquoi cet outil permet au « savoir-infirmier » d'avoir une valeur d'évolution, disons de moteur. En effet, il remet en cause sans arrêt les différentes étapes du soin jusqu'à l'évaluation.

Il peut nous aider à affirmer notre position si nous savons l'utiliser. Il devient urgent, pour que le « savoir-infirmier » puisse être reconnu, que le dossier soit maîtrisé par tous. La formation doit s'attacher à développer le « savoir-infirmier » discriminatoire. Un des moyens en est la maîtrise de l'outil de travail. Ce moyen pourra faire progresser rapidement l'application du « savoir-infirmier ». Il faut maintenant former les esprits à l'utilisation d'une démarche mentale permettant d'exprimer ce savoir existant.

Par sa rigueur et sa fiabilité, un dossier bâti sur le « savoir-infirmier » peut nous aider dans nos recherches en soins, ainsi qu'à promouvoir ce savoir et enfin, à le faire reconnaître.

Il devient nécessaire que les enseignantes acceptent, dès la première année de formation, d'employer le DIGPS. Alors les mentalités seront bien préparées à l'évolution de la pensée infirmière, qui pourra faire progresser la formation et par voie de conséquence la profession.

LA NOTION DE « SAVOIR-INFIRMIER », NOUVEAU SUPPORT DE LA FORMATION

Si nous reprenons la définition donnée du « savoir-infirmier » :

le « savoir-infirmier » est la capacité de décoder au-delà de l'explicite (symptôme clinique, mot, etc.), l'implicite de la demande de la personne soignée et d'y répondre de façon adaptée. Il réside donc dans l'élaboration d'un diagnostic infirmier et dans l'action infirmière qui en découle. C'est un savoir holistique s'appuyant sur une démarche mentale systémique et cybernétique. Il permet de soigner la personne dans sa globalité et de servir des soins personnalisés, cohérents, adaptés, efficaces, évolutifs,

nous nous apercevons que, par sa démarche mentale systémique et cybernétique, les méthodes de soins empiriques, manquant d'explication rationnelle et scientifique, deviennent réelles et justifient l'action car il leur octroie science et rationalité. Cette définition place l'Homme au cœur du monde dans lequel il vit.

Aussi, introduire la notion de « savoir-infirmier » dans la formation, et en faire le support, modifie la façon actuelle de se représenter l'enseignement infirmier. La nouveauté vient du fait que le « savoir-infirmier » met en rapport la praticienne, l'enseignante et l'élève, car il donne à toutes une même vision du savoir professionnel. Il produit des concepts. Il permet le passage d'un savoir empirique vers un savoir reconnu. Il implique donc un changement qui n'est ni une répétition améliorée ni une révolution, car le « savoir-infirmier » permet aux soignantes et aux enseignantes de redécouvrir la recherche. En effet, le « savoir-infirmier » requestionne le passé non pour le rejeter mais pour s'en servir. Il aide également à dépasser les difficultés, à maintenir une idéologie des soins infirmiers, et, comme nous l'avons dit, ouvre la voie à la recherche, donc à un travail scientifique.

L'enseignement peut donc être structuré selon un modèle de pensée nouveau introduit par le DIGPS, qui, en plaçant l'Homme malade au centre du soin, exige une ouverture sur l'extérieur. Cela, l'encadrement en stage nous l'a démontré. Un enseignement, se servant d'un outil tel que le DIGPS, part obligatoirement du monde où vit l'élève pour qu'elle apprenne à en découvrir les problèmes afin que, professionnelle, elle parte du monde où vit l'Homme pour lui donner assistance, de manière à lui permettre d'agir avec son potentiel énergétique personnel, avec le minimum de concours extérieur et accéder aussi rapidement que possible à l'autonomie.

Tout ce qui précède nous permet d'avancer que dans le contexte de la formation, le « savoir-infirmier » devient l'élément fondamental. Qu'elles le veuillent ou non, les écoles sont mêlées de très près à ce qui se passe sur le terrain à propos de la reconnaissance du « savoir-infirmier » et de la profession. Or, jusqu'à présent, rien n'est prévu pour que les élèves, à travers leurs problèmes personnels et ceux rencontrés dans les situations de soins, puissent prendre conscience de l'existence de ce « savoir-infirmier ».

Pour que les élèves puissent saisir toute l'ampleur du « savoir-infirmier », il faut prouver sa fiabilité, son utilité, et les guider dans cette recherche. Un ancrage solide dans la pratique et dans la réalité de la vie est nécessaire à une formation de base de haut niveau professionnel, d'où l'utilité du DIGPS, qui permet à la fois le travail pédagogique et le travail sur le terrain. En effet, l'analyse de situation qu'introduit le DIGPS permet d'intégrer toutes les connaissances en pathologie, thérapie, psychologie, sociologie, économie au niveau des soins infirmiers. Le « savoir-infirmier », partant des onze concepts de vie, trouve sa concrétisation dans le DIGPS de manière scientifique. En effet, toutes les étapes de réflexion qu'implique le « savoir-infirmier » pour donner des soins adaptés, sont retracées dans cet outil.

La future infirmière, dès la formation, sensibilisée au fait que l'Homme a des dimensions sociales, biologiques, psychologiques, économiques, culturelles, spirituelles, comprendra que, s'il y a atteinte d'une de ces dimensions, il se crée une hiérarchie de besoins à satisfaire. Elle apprend aussi à évaluer les objectifs à atteindre, en s'inspirant d'un des aspects du « savoir-infirmier », en ayant conscience que répondre à un besoin suppose des approches différentes du soin, en se référant aux besoins fondamentaux de l'Homme. Son « savoir-infirmier », lui, fera faire appel :

— à la théorie de Maslow, qui correspond au moins à cinq classes de besoins fondamentaux de l'Homme,

— à la théorie de V. Henderson, qui adapte cette théorie aux soins infirmiers.

Les besoins de Maslow sont ceux nécessaires à tout individu pour vivre « heureux » dans la société. Pour V. Henderson, ces mêmes besoins perturbés deviennent des problèmes de santé auxquels l'Homme malade (dans la dimension donnée par le « savoir-infirmier ») doit faire face pour retrouver son unité corporelle et spirituelle. D'où l'importance pour l'infirmière d'avoir conscience de son savoir en considérant la personne malade dans son unité, comme le demandent les onze concepts. D'où aussi l'importance pour l'infirmière de mobiliser les énergies restantes du malade, pour trouver un mieux-être et surtout travailler cette interdépendance relationnelle soignant/soigné, sans agressivité de part et d'autre, mais en allant vers une motivation commune qui peut être : aider vers l'autonomie ou l'accompagnement dans la mort.

Les stages développent le sens civique, c'est-à-dire l'observation des convenances, des égards en usage chez les gens qui vivent en société.

Le stage conçu initialement comme le lien entre la théorie et la pratique est reconnu également comme lieu de rencontre entre l'infirmière en formation, malades, professionnelles. La première conception, stage signifiant lien entre la théorie et la pratique, est issue du rationalisme (1) et incite à vérifier sur le terrain, qui se trouve être « humain », une théorie apprise ailleurs. Dans la deuxième conception, stage égale lieu de rencontre entre l'élève en formation, la personne soignée et les autres professionnelles, et rejoint la réflexion qui porte sur les soins infirmiers depuis ces dernières années. Le stage hospitalier ou extra-hospitalier est un lieu de relations et d'expression, un lieu de recherche et d'actions à tous les niveaux. Il inclut des domaines supposés différents tels que les spécialités en soins infirmiers, la santé publique, la psychiatrie, les services de néo-natalité, la santé scolaire, celle des usines et celle des services techniques. Ces différences sont purement superficielles, et masquent ce qui est fondamental dans toutes les branches des soins infirmiers : donner un sens à la vie. En effet, c'est à travers l'activité infirmière que s'exerce le « savoir-infirmier ». Ces stages apportent à l'élève l'occasion de mettre en pratique le « savoir-infirmier » en mettant en évidence l'interdépendance de la pratique et de l'enseignement. Le « savoir-infirmier » est donc le support de la formation en stage. Il montre bien que l'action infirmière appliquée à une personne malade réagissant à un traitement est, dans une certaine mesure, imprévisible. Cette impré-

(1) L'école aurait l'idée, la pensée, le savoir, et le stage les malades, cité par M. Blanc, Cours de pédagogie, École des cadres infirmiers, Nancy, 1975.

visibilité oblige à une construction continue de la manière d'appréhender la personne soignée, c'est-à-dire à une évaluation constante de la situation. Pour ce faire, l'infirmière fait appel, comme nous l'avons vu tout au long de ce travail, à la fois à ses connaissances scientifiques et à ses connaissances anthropologiques.

En effet, l'Homme n'est pas tantôt social, tantôt culturel, tantôt biopsychophysiologique. Il y a toujours relation entre ces différents états. C'est donc dans cette zone anthropologique que l'élève découvre, grâce au stage, que le « savoir-infirmier » intervient en réarticulant harmonieusement le malade et la société. C'est le côté pathique des soins qui démarque le « savoir-infirmier » du savoir médical. Aussi le « savoir-infirmier » peut-il servir de concept unificateur entre le stage et l'école, car il permet une réorientation de l'enseignement en stage et à l'école. Il ouvre vers la recherche infirmière, s'orientant vers des méthodes douces pour soulager la douleur telle que la musicologie, la relaxologie, la réflexologie. Les centres anticancéreux sont les pionniers dans ce domaine.

Pour permettre au « savoir-infirmier » d'être utilisé comme support de la formation, il est important que les enseignantes explicitent et clarifient les concepts de celuici. Il est indispensable qu'enseignantes et élèves en connaissent les caractéristiques essentielles et les caractéristiques accompagnantes. En effet, les élèves ne peuvent cerner le concept « savoir-infirmier » si elles ne savent pas de quoi il est constitué. Mais elles ne peuvent apprendre à le connaître si elles ne savent pas comment il prend naissance, comment on le distingue du savoir médical. En effet, ce « plus » qui place l'Homme dans le monde où il vit, permet l'identité des soins infirmiers, dont les supports sont les moyens, les ressources, la culture du patient et du soignant, et surtout le projet que le malade forme pour sa vie.

Utilisé comme support dans la formation, le « savoir-infirmier » permet aux élèves d'analyser les différents éléments fondamentaux d'une situation et de prendre conscience de la fonction soin. Les enseignantes doivent cependant mettre les élèves en garde : cette fonction n'est pas le fait unique d'une compétence acquise ni la conséquence d'un stock initial d'informations, mais il s'agit surtout d'un processus qui repère et explicite les finalités, puis élabore une stratégie entre les objectifs et les moyens pour, enfin, déboucher sur une action qui implique une décision, une vérification de l'action et un réajustement des soins.

Grâce à l'utilisation du DIGPS sur le terrain, et l'utilisation de la démarche mentale à laquelle il oblige pour rédiger des devoirs, la formation offre aux élèves la possibilité d'articuler les points de vue disjoints du savoir en un cycle actif.

L'effort des enseignantes par rapport aux élèves portera sur l'acquisition de connaissances scientifiques des modes de communication et de coordination des divers éléments recensés et le développement d'une pensée circulaire de type systémique et cybernétique. Ainsi, l'action infirmière ne reste pas au niveau de la simple exécution et ceci même pour l'application d'une prescription médicale. Cette action devient alors la réalisation réfléchie de celle-là.

Le DIGPS oblige à une description des faits précis, à la mise en œuvre effective d'un travail en équipe, à évaluer des situations en obligeant à reprendre les éléments transcrits. Il favorise l'émergence d'un savoir autre que le savoir médical. Le « savoir-infirmier », support de formation, fait du DIGPS un outil de recherche. En effet, ce dernier recueille les données propres aux soins infirmiers et permet ainsi la fiabilité des constats posés empiriquement. Par ailleurs, il a pour objet la population sur laquelle interviennent l'infirmière, le médecin et les autres professionnels de santé. Il augmente le savoir de ces acteurs de santé et prouve l'existence du « savoir-infirmier ».

Pour clore notre réflexion sur ce chapitre, nous pouvons dire qu'il a traité le développement du « savoir-infirmier » à travers la formation.

Des encadrements en stage ont été évoqués afin de montrer comment il est possible, dans une formation, d'introduire le « savoir-infirmier » dans une pratique journalière de soins. L'outil a apporté la preuve que le « savoir-infirmier » peut être reconnu, qu'il est différent du savoir médical du fait qu'il gère non seulement la maladie mais aussi l'humain.

La relation de l'enseignante avec les élèves s'est faite selon un code d'enseignement et d'apprentissage dans la ligne formative-informative. L'enseignante informe de l'existence du « savoir-infirmier » et l'élève se forme avec cette notion. Elle apprend aussi les méthodes de raisonnement, et grâce au DIGPS commence son entraînement personnel à la réflexion et à l'application du « savoir-infirmier ».

Le travail en commun de l'infirmière enseignante et de la soignante devient une nécessité, puisque sur le terrain s'articule, se noue à la pratique, la partie de l'enseignement qui fait de l'élève une infirmière. Or, c'est bien sur le terrain que l'infirmière devra trouver une place originale au sein d'une fonction soignante qu'elle partage avec d'autres professions. En utilisant et développant le « savoir-infirmier », elle souligne la spécificité de son action et lui donne une dimension infirmière.

Au terme de ce chapitre nous pouvons confirmer notre hypothèse première de la façon suivante : le « savoir-infirmier », reconnu dès la formation par les futures professionnelles elles-mêmes, introduit un changement de mentalité, tant pendant la formation que sur le terrain, en permettant aux professionnelles de mieux situer leur spécificité et de la faire reconnaître par les autres professions de santé.

CHAPITRE 3

LE « SAVOIR-INFIRMIER », MOTEUR DE CHANGEMENT

Le « savoir-infirmier » existe, il possède une définition et un contenu. Utilisé à la fois par les praticiennes sur le terrain et les enseignantes, il est un argument utile et efficace pour définir la profession. Il est aussi une trame qui en facilite le développement harmonieux et autonome. Il met en accord action infirmière et philosophie de soins, et ouvre vers la recherche infirmière.

Avoir un contenu, une définition et un outil d'application qui caractérisent le « savoir-infirmier » est un constat relativement nouvelle en France. Depuis plusieurs années déjà une démarche semblable est engagée aux Etats-Unis, au Canada notamment, où les soins infirmiers sont enseignés à l'Université et où une recherche en soins infirmiers se développe activement.

Il est maintenant reconnu en France que la qualité des soins donnés aux malades dépend de la relation soignant/soigné.

Alors, la notion de « savoir-infirmier » peut-elle être moteur de changement dès la formation infirmière de manière à faire progresser l'usage de ce savoir ?

POURQUOI CONSIDÉRER LE « SAVOIR-INFIRMIER » COMME MOTEUR DE CHANGEMENT ?

Parler de la notion de « savoir-infirmier » comme d'un moteur peut paraître assez curieux. Mais si nous nous référons à la démarche intellectuelle sur laquelle repose le « savoir-infirmier », à sa définition et à son contenu, il devient clair qu'il peut être synonyme de moteur. En effet, le vocable moteur désigne ce qui donne du mouvement à une chose et qui en est le soutien essentiel (1).

Il donne l'impulsion pour introduire le changement dans la formation. Il entraîne un procédé qui n'était pas explicité : sans cesse il transmet un mouvement dynamique à la pensée infirmière par le requestionnement qu'il impose. Il n'est pas statique. Le programme de formation reste le même, mais la manière de l'appliquer change. Il fait partir les soins infirmiers du monde où vit l'Homme. Il fait découvrir des problèmes de vie, des inconvénients, des menaces, liés à la maladie. A travers ces contestations de la vie, s'amorcent des processus de changement dans la manière de vivre de l'Homme et dans l'art de soigner. En effet, ces manifestations ne peuvent être gratuites car deux personnes entrent en relation de dialogue : le soigné et le soignant. Et pour résoudre les difficultés, répondre aux besoins précis du soigné, c'est-à-dire répondre à une fonction précise telle que manger, se rafraîchir, se réchauffer, se guérir, se rassurer, l'infirmière a toujours à sa disposition les trois concepts les plus connus de la profession : le relationnel, le gestuel, l'intellectuel. Mais, jusqu'à présent, les deux premiers ont été privilégiés. La

(1) Idée tirée du *Dictionnaire Larousse*.

notion de « savoir-infirmier » développe le troisième concept : l'intellectuel, c'est-à-dire la réflexion afin d'aboutir à une action infirmière réfléchie.

Le « savoir-infirmier » est moteur en ce sens qu'il renferme un mouvement en avant, car il met au clair ce qui est évident pour les professionnelles de toutes les générations, c'est-à-dire une façon spécifique d'élaborer d'une manière spontanée et orale un savoir. Le « savoir-infirmier » est donc à la fois traditionnel et révolutionnaire :

— traditionnel parce qu'il est le fruit des expériences des travaux d'une des plus anciennes pratiques : soigner ;

— révolutionnaire par la découverte ou redécouverte de certaines clés fondamentales faisant de sa spécificité un instrument précieux dont chacun peut se servir. Il aide à se décrypter soi-même ainsi que sa relation aux autres et à l'univers.

Il est donc tout d'abord un système de connaissance de soi. Il recherche un équilibre entre les pulsions animant l'être humain et ses désirs, la description de l'analyse des besoins véritables et des moyens mis à la disposition des soignants et des soignés pour un mieux-être. Le « savoir-infirmier » est donc essentiel dans l'évolution des soins, par les dimensions culturelles et spirituelles qu'il reconnaît à l'Homme.

A partir de la reconnaissance du savoir de l'infirmière, une pensée apte à affronter la complexité des situations de soins est possible. Ce savoir oblige l'infirmière à utiliser ses compétences cognitives : logique, mémoire, imagination, accumulation de l'expérience, correction des erreurs, etc. N'est-ce pas là penser ? Ainsi l'infirmière ne répond plus seulement à son propre besoin de maternage, mais mobilise sa pensée pour identifier le vrai besoin. Certes elle le faisait avant... Mais la différence vient de ce qu'elle en laissera des traces, prendra conscience et approfondira ce qu'elle faisait d'instinct. Ceci entraînera forcément une autre image de l'hôpital et de son humanisation, en accordant un temps pour la communication, la relation à autrui, en considérant la personne malade tout d'abord comme un être humain. Par exemple, l'acquisition ou la restauration de l'autonomie d'un patient implique que l'infirmière soit capable d'identifier le niveau de performance de la personne et de formuler avec elle les objectifs qu'elle peut atteindre. Donc, au lieu d'habiller le patient, alors que l'activité appropriée serait de ne pas le faire, l'infirmière lui donnera le support psychologique et matériel nécessaire pour qu'il puisse le faire seul. Par là même, elle répondra au propre besoin d'autonomie du malade pour retrouver son indépendance.

Le « savoir-infirmier » utilisé fait donc office de moteur car il mobilise la réflexion, oblige à une mobilité de la pensée par association entre les idées qui tentent de recomposer la totalité du problème par argumentation. Il est moteur, car il ouvre des horizons nouveaux à la profession par l'introduction d'une réflexion infirmière, non seulement à l'école mais aussi sur les terrains. Atteignant toutes les professionnelles, une émulation vers la recherche en soins infirmiers pourra naître. Par ailleurs, le « savoir-infirmier » établit une relation entre les sciences naturelles et les sciences humaines sans les réduire les unes aux autres. Il n'est plus question d'une alternative mais d'une différence et d'une complémentarité au savoir médical car, nous l'avons vu, le « savoir-infirmier » peut aider le savoir médical dans son exercice.

Le « savoir-infirmier » est moteur, car il stimule les processus qui permettent à la profession en crise d'accomplir la transformation des structures de pensée. En effet, il éduque l'infirmière à comprendre et à appréhender le fonctionnement de l'être humain à partir de son propre fonctionnement physique, spirituel. Cela développe en elle les besoins de reconnaissance, d'estime et d'accomplissement de soi. Ainsi la profession pourra reprendre le contrôle intellectuel de l'action infirmière par la réforme du mode de sa pensée. Par voie de conséquence, des changements seront engendrés au niveau de la formation elle-même, des terrains de stage, de la pensée médicale et des textes législatifs, de l'image de l'infirmière véhiculée par les usagers.

Ce développement simultané au niveau de l'action infirmière d'une pensée scientifique et anthroposociale, mis en œuvre par le « savoir-infirmier », est à l'origine d'une véritable révolution de la pensée infirmière. Le « savoir-infirmier » joue ici son rôle de moteur par la cybernétique de son raisonnement. En effet, comme il est transcrit, une révolution conceptuelle s'effectue, car elle brise par l'écriture la pensée linéaire, et appelle un feed-back de l'action entreprise. En vertu du premier principe de la thermodynamique, comme tout système qui travaille, le « savoir-infirmier » tend à dégrader ses constituants, à désintégrer son organisation, à se désintégrer lui-même. Donc, il est nécessaire à son existence qu'il puise à l'extérieur les énergies dont il a besoin. Ainsi le « savoir-infirmier », par son système de pensée, se dégrade certes mais se régénère face à une situation de soins toujours en mouvement. Pour cela, il puise son énergie dans les autres disciplines ayant attrait à l'être humain. En effet, comme nous l'avons vu, le soin infirmier s'intéresse aux réactions des malades face à la maladie. Ainsi le « savoir-infirmier » est toujours en mouvement. Il s'autogère par le requestionnement auquel l'oblige la réaction du malade pour adapter le soin. Une information étant toujours sujette à dégradation, le « savoir-infirmier » est une réorganisation permanente du soin infirmier face à une situation toujours changeante. Par la restructuration, il participe à la réorganisation et à la régénération d'un soin toujours adapté.

En vertu du deuxième principe de la thermo-dynamique, le « savoir-infirmier » suppose un principe de sélection/organisation qui, dans le cas du soin infirmier, opère la réorganisation du message en un message nouveau. Ainsi, le « savoir-infirmier » permet la liberté et la créativité de l'action infirmière pour guider la personne malade vers un mieux-être. En effet, par son système de pensée, il développe des compétences heuristiques devenues aptes à envisager plusieurs stratégies possibles pour soigner (cf. les différents exemples de soins cités tout au long de l'ouvrage). Il crée des conditions de choix, et favorise l'émergence des libertés du soignant et du soigné. C'est là sa spécificité et sa différence avec le savoir médical.

Le « savoir-infirmier » est moteur dans la formation car il est une recherche sans fin, il donne aux formés les moyens de réflexion et de méthode leur permettant de restructurer leur propre savoir. Il conduit la personne formée à considérer la formation comme un lieu intégrant des rôles et des pratiques professionnels et non comme un lieu coupé de ces derniers.

LE « SAVOIR-INFIRMIER » ET SES ZONES D'INFLUENCE DANS LA FORMATION

Le « savoir-infirmier » développant une pensée systémique et cybernétique, c'est dans l'orientation de la formation que des modifications vont apparaître. En effet, il ne peut influer, actuellement, sur la composition des programmes mais sur la manière d'aborder et d'enseigner le contenu.

Opter pour l'enseignement du « savoir-infirmier », c'est vouloir faire face à la crise d'identité de la profession et répondre à son besoin d'évolution. Cela est possible puisque maintenant il possède une définition et un contenu. Enseignée dès le début de la formation, la notion de « savoir-infirmier » peut introduire un changement de mentalité. Dans le contexte de crise où nous sommes, elle pourrait être le moyen de donner aux individus les contenus et les méthodes qui permettraient de créer, d'inventer de nouvelles attitudes, de nouveaux rapports dans le travail. Ainsi les formées construiraient leur savoir propre sans qu'il leur soit nécessaire d'aller quémander des « recettes » auprès de pseudo-experts. Partant de là, le « savoir-infirmier » a l'avantage, nous l'avons vu, de ramener la décision infirmière vers une réévaluation de ses effets. Par ailleurs, il chasse un savoir rigide et autoritariste pour le remplacer par un savoir partagé et en interaction. Tout cela oblige l'enseignante à penser la formation à partir de l'élève et plus seulement à partir d'un contenu de programme. La formation sera donc envisagée comme un moyen autorisant la construction, l'enrichissement et l'évolution de certaines facultés de la personne, en vue d'une meilleure compréhension des mécanismes et des structures, et d'une meilleure maîtrise de soi et d'autrui. C'est dans ce sens que le « savoir-infirmier », introduit dans la formation, peut être un moteur de changement. Les exemples tout au long de notre travail ont bien montré que le « savoir-infirmier » est sans cesse en mouvement et demande une reconstruction perpétuelle du soin. C'est un savoir jamais achevé, car il requestionne continuellement le soignant en partant d'une situation à problème, basée sur l'inorganisation des différentes énergies de la personne soignée, pour aboutir à leur réorganisation.

Jusqu'à présent, le mode de pensée que prônait l'enseignement, était calqué sur le modèle médical. Lors des débats sur la formation infirmière par les professionnelles, le 11 mai 1984 (1), l'inadaptation de la formation des

(1) Conférence organisée par la *Revue de l'Infirmière* le 11 mai 1984, à Paris, sur la formation infirmière, et retranscrite dans la *Revue de l'infirmière,* n° 16, 1984.

infirmières, l'incompréhension du corps médical enseignant, l'inadéquation du fond, de la forme, dans l'enseignement confié aux médecins et l'erreur de ceux-ci, tous ces faits sont reconnus unanimement par les enseignantes. A travers cette constatation de fond du pouvoir médical, c'est la notion d'exécutante qui a été remise en question. A ce sujet nous citons Geneviève Latreille (1), qui dit : *Les infirmières exécutent des pratiques en ignorant les bases théoriques*. Cette idée deviendra caduque à partir du moment où la notion de « savoir-infirmier » sera reconnue de tous, et c'est là un des devoirs de la formation. L'éclairage voilé qui jusqu'à présent a entouré le « savoir-infirmier » l'a rendu peu attrayant. Mais à travers sa définition et son contenu, il apparaît comme une activité par laquelle le sens et l'être se créent spontanément.

Les changements que l'enseignement du « savoir-infirmier » peut amener au niveau de la formation pourraient être l'ouverture vers une pédagogie nouvelle, l'ouverture vers un langage professionnel commun par la retranscription du « savoir-infirmier », de nouveaux modèles de rôles.

Ouverture vers une pédagogie nouvelle

En effet, le « savoir-infirmier » s'oppose au sectionnement et au cloisonnement des différents savoirs. N'est-il pas l'action, la parole et l'écrit qui rendent créatrice l'activité infirmière ? Ne fait-il pas apparaître les compétences de l'infirmière autres que techniques ?

Par sa démarche systémique et cybernétique, il pourra aider les enseignantes à former des infirmières autonomes, responsables, compétentes. Ceci revient à dire qu'il faudra développer chez les futures professionnelles des capacités pédagogiques, une ouverture aux autres, en accord avec les connaissances techniques. Ainsi, capables de se remettre en cause, de reconnaître leur savoir, conscientes de leur place dans la société, elles pourront s'engager professionnellement.

---

(1) LATREILLE (G.), *Cahiers de l'AMIEC*, n° 7, 1983.

Ouvrir l'enseignement infirmier vers une pédagogie nouvelle, c'est promouvoir cet enseignement. Il appartiendra donc aux enseignantes de développer la notion de savoir spécifique à travers les programmes officiels, en ouvrant ces derniers sur le domaine social. Ceci demande à l'enseignante de repenser l'encadrement des élèves en leur apprenant à se connaître soi-même pour mieux comprendre les autres.

Pour l'enseignante, il en résultera une remise en question d'elle-même. Celle-ci devra s'accepter comme guide et non plus se placer en maître autoritaire. S'agit-il là d'une pédagogie de la communication ? Enseigner le « savoir-infirmier », sa définition, son contenu, son usage sera donc le moteur nécessaire aux changements de mentalité et placera l'élève au centre de la formation. Ainsi l'enseignante favorisera l'acquisition d'un savoir professionnel, d'un savoir de connaissances pratiques à travers l'apprentissage de la mise en œuvre de ceux-ci et à partir d'une réflexion émanant des élèves elles-mêmes.

Le « savoir-infirmier » permet donc de définir une autre manière d'aborder la formation et d'aboutir à une diminution du fossé existant entre la théorie et la pratique. Savoir qu'on sait, qu'on a un savoir spécifique, permet à l'élève, mais aussi au formateur, d'une part, de maîtriser avec rigueur les modes d'élaboration et d'évaluation qu'ils utilisent, et d'autre part d'avoir à la fois un regard attentif au contenu transmis, aux connaissances à acquérir, aux mécanismes et aux procédés à comprendre, mais aussi aux effets produits par ces derniers sur soi, sur autrui, sur les structures, sur la formation elle-même.

Voir la formation avec des yeux nouveaux permettra aux enseignantes d'aller au-delà de la pédagogie traditionnelle. A partir des échanges qui permettent d'intégrer les connaissances dispensées, les techniques dites actives retrouvent leurs droits. A chacun reviendra le droit d'être ingénieux et perspicace. La stratégie de la correction (1), à partir d'un contenu réel, permettra d'instaurer un enseignement plus efficace et plus approprié.

C'est en découvrant toute la signification du « savoir-infirmier » et de son enseignement que les enseignantes pourront dégager cette pédagogie nouvelle qui laisse la

(1) Cf. cas concrets.

place à l'expression orale, au questionnement, à la motivation du soin, à la recherche, à l'écoute de l'autre, au silence. Le meilleur moyen de suivre le changement impliqué par la connaissance du « savoir-infirmier », de son introduction dans la formation, serait donc d'utiliser la pédagogie de la communication. Celle-ci permet de formuler, avec les élèves, les objectifs à atteindre. Elle donne l'impulsion, puis elle laisse les élèves progresser grâce à des réajustements d'idées, vers l'assimilation, l'acquisition de capacités intellectuelles et d'une compétence professionnelle. L'enseignante est là pour orienter cette progression, l'encourager, et non imposer la marche à suivre. C'est l'élève qui devient le centre de l'apprentissage. L'école doit susciter le désir d'autoformation et non celui de chercher des « recettes pratiques », provoquer le désir de se documenter. Il appartient au formateur de faire naître ou d'encourager toutes les initiatives. L'enseignante doit apporter les moyens d'acquérir des connaissances par la circulation des idées et créer l'envie de communiquer et de s'exprimer. Pour cela, il lui faut partir du vécu connu de chacun et l'introduire dans l'enseignement.

Cette nouvelle forme de pédagogie, basée sur la relation, supplante l'impossible dialogue. En effet, dès qu'il y a contestation de la part de l'élève, cette pédagogie permet un dialogue, qui jusque-là, par ignorance ou par autoritarisme, était peu souvent mené à son terme constructif. Par l'écoute, le « savoir-infirmier » accorde au dialogue intérieur une grande importance en permettant l'expression des questions qui habitent le malade (1) et les élèves. Apprendre aux élèves à écouter, peut donner une plus grande intensité à la parole du malade et lui permettre d'élaborer une interprétation personnelle de la situation. Par l'écoute, enseignée par la pratique du « savoir-infirmier », l'élève apprend à décoder l'implicite d'une demande. L'utilisation du « savoir-infirmier » fait découvrir le potentiel de force et de santé, si petit soit-il, qui existe chez le soigné.

C'est dans le silence actif que la future professionnelle peut entendre l'autre, ce silence où se façonne un dialogue intérieur par lequel elle peut rencontrer une « vie ». Ainsi formée au partage de l'écoute de l'autre, la stagiaire saura

(1) Cf. M. X...

entendre, et par là comprendre le malade, autrement que par obligation professionnelle. C'est ainsi que naîtra cette interdépendance entre soignant et soigné aboutissant à une recherche en soins infirmiers dont des ébauches existent actuellement dans les centres anti-cancéreux.

Ainsi l'accompagnement du mourant pourra être considéré différemment qu'à l'heure actuelle. En effet, le « savoir-infirmier », par les onze concepts qui le composent, aide à comprendre le rôle infirmier auprès de ces personnes. L'écoute aura montré que ces patients sont disposés à parler de la mort, non entre neuf heures du matin et dix-sept heures selon un horaire qui nous conviendrait, mais le plus souvent à un moment où généralement il n'y a personne autour. Si l'un de ces malades se réveillent dans le courant de la nuit, s'il appelle, c'est à ce moment que l'infirmière doit être capable de venir discrètement s'installer à son chevet pour l'écouter et l'aider. Sa tâche est de se trouver là pour que le malade ait quelqu'un avec lui quand il a besoin de crier sa peur et demande « pourquoi moi ». C'est toute la différence avec le savoir médical, qui lui, prescrit des calmants touchant aux symptômes et non à la cause douloureuse psychologique. En effet, il nous semble que les médicaments ne sont utiles que dans la mesure où ils permettent au malade de se reposer. L'infirmière, elle, en utilisant son savoir propre, aide la personne à maîtriser ses sentiments, à prendre conscience des difficultés et non à les réprimer. Par exemple, la lumière d'une ampoule électrique peut gêner le malade à un certain moment et lui être un secours à d'autres. Alors faut-il, la nuit, appliquer les règles de confort pour tous ? Faut-il garder la lumière ou l'éteindre ? Ecouter le malade et lui procurer une présence ? C'est avec le malade que l'infirmière décidera en recherchant ce qui est le mieux pour lui.

Le « savoir-infirmier » réel se retrouve donc bien dans cette situation où il est important de comprendre au-delà de la dimension scientifique du soin, cette autre dimension, celle de la valeur de l'être humain, et d'offrir à une personne mourante une aide qui va bien au-delà des mots, car comme le dit Saint-Exupéry : *On ne voit bien qu'avec le cœur*, et ceci redonne à l'Homme sa dimension humaine, même à l'instant de sa mort, en lui permettant de mourir dans la paix et la dignité.

Ces remarques mettent en évidence que le « savoir-infirmier » prend en compte l'intégralité des soins, l'acceptation de la mort et le besoin de silence. Ceci n'est pas dicté par la législation mais bien par un sens humanitaire : l'essence même de notre profession. Nous constatons donc que le « savoir-infirmier » reconnu et compris dès la formation, apporte aux soins infirmiers une réalité nouvelle, en faisant de l'infirmière une personne responsable à part entière, détentrice d'un savoir autre que le savoir médical et allant au-delà de celui reconnu par la loi. Cette différence fait la spécificité du « savoir-infirmier » et permet de le repérer parmi les autres professions de santé.

Le soin infirmier devient aussi un acte créateur. Il allie à la fois la pratique des techniques de soins conduisant à recouvrer la vie et la santé ou à l'autre bout du possible, la connaissance du besoin de mourir avec un minimum de confort, de tranquilité, de dignité. L'infirmière doit avoir *des connaissances dans la tête et des sentiments dans le cœur* (1). Les infirmières praticiennes ne l'ont pas oublié. Nous citons pour preuve un extrait d'un texte pensé par une surveillante en pleine activité : *(...) pour faire ce métier il faut être patient, il faut savoir écouter, savoir comprendre les problèmes, les difficultés, discerner ce qui est vrai de ce qui est faux, accepter de répéter tous les jours la même chose à ceux qui sont trop fatigués pour se rappeler* (2).

Ouverture vers un langage professionnel commun par la transcription du « savoir-infirmier »

Enseigner la transcription du « savoir-infirmier », c'est utiliser un moteur réducteur d'écart entre la théorie et la pratique. En effet, il comprend une séquence de connaissances et une séquence d'actions. Étant lui-même un processus cybernétique, le « savoir-infirmier » se modifie à chaque action tout en gardant son sens : gérer à la fois le côté technique et humain des soins.

---

(1) Kubler (R.), *La Mort*, 1981.
(2) Prudhomme (C.), surveillance, « Être infirmière ? Pourquoi ? Vocation ? Métier ? », texte non publié, École de cadres infirmiers, Strasbourg, juin 1977.

Et c'est dans la mesure où ce savoir est créateur de langage, dans la mesure où chaque personne à laquelle il s'adresse recrée une position nouvelle par la parole qu'il sert de moteur de changement pour la formation.

Le DIGPS est l'outil de la transcription du savoir. Il offre, nous l'avons bien senti plus haut, la possibilité d'un changement au niveau de la formation, car il permet de concevoir un enseignement par lequel l'élève approche d'abord sa propre vie. En effet, elle prend connaissance à travers les différentes fiches du DIGPS des divers aspects qui gouvernent la « vie » en général et qui se situent dans le domaine de la socialisation.

Le « savoir-infirmier » par sa transcription, montre l'utilité, pour la profession, de posséder un langage commun. Voilà un changement important au niveau de la pratique et des stages. C'est en stage que l'élève apprend ce qu'est un comportement professionnel. L'école et le stage ont enfin une chance de se réconcilier et de se comprendre. En effet, l'application de la théorie et de la pratique exige un langage commun entre toutes les professionnelles afin de faire reconnaître un savoir propre à la profession et en faire progresser son usage. Ce langage commun est donc développé par le « savoir-infirmier » transcrit et compris tel que nous l'avons défini. Celui-ci, grâce à ses onze concepts connus de toutes les professionnelles, attribue et maintient la même signification au même terme.

Ce constat est particulièrement important puique l'infirmière est le point de convergence de toutes les informations provenant et allant vers le malade. Du fait du l'usage d'un même langage, il existe non seulement une expression de l'offre mais aussi une expression de la demande, alors que jusque là, cette dernière, venant de la personne soignée, n'était pas repérable dans un sens univoque pour tous les soignants, en raison de la non-unification du sens de leurs concepts. Le mot « soin » signifiait pour les uns la technique et pour les autres la relation. Si le mot n'était pas transcrit et expliqué dans sa signification sur le registre, comment fallait-il l'interpréter ?

Le « savoir-infirmier », par le langage commun qu'il secrète, va être un outil de transmission rapide, efficace et surtout fiable. Il permettra l'information et la formation. La sobriété des mots, leur précision, leur rigueur d'emploi va assurer son efficacité et sa pertinence au langage infirmier. Ainsi il engendrera un changement inéluctable à l'hôpital, voire dans tous les domaines où exerce l'infirmière.

Le « savoir-infirmier » peut donc être utilisé car il est reconnaissable par tous. Il donne alors la pertinence aux prescriptions infirmières à l'intérieur du rôle propre. Transcrit pour chaque malade, il devient indispensable en tant qu'outil de transmission, de décision, d'évaluation pour l'équipe soignante. Ainsi la collaboration s'affirme au profit de la satisfaction du malade et du personnel soignant, conférant à la personne soignée une réelle sécurité.

Du fait de la présence du « savoir-infirmier » admis par tous, la soignante voit ses responsabilités accrues face à la formation théorique et pratique.

Grâce à ce langage commun, à la transcription possible du « savoir-infirmier » qui engendre sa reconnaissance, la profession trouvera sa place dans le système informatique qui s'ouvre sur un futur immédiat. Déjà la démarche de soins est informatisée, les actes infirmiers comptabilisés. Pour le moment, c'est la charge de travail qui est évaluée. Quant à l'évaluation de la qualité des soins, aux infirmières d'élaborer les critères utiles à cette évaluation, si elles ne veulent pas que d'autres le fassent à leur place avec un objectif autre que l'amélioration de la qualité des soins. Le « savoir-infirmier » connu et bien compris, ayant sa place dans l'enseignement, les unités de soins, aidera la professionnelle à trouver des critères d'évaluation tout en sauvegardant l'humanité du soin infirmier. En effet, grâce au langage commun et au « savoir-infirmier » repérable et reconnu, les infirmières pourront elles-mêmes construire leur programme informatique et non plus le faire construire par d'autres comme cela se faisait jusqu'à présent.

Formées dès l'école au « savoir-infirmier » et à son impact sur les soins, les futures infirmières auront désormais les moyens de penser elles-mêmes : personne mieux qu'elles ne connaît le paramètre à programmer pour répondre aux besoins des patients. Ainsi les infirmières peuvent faire entrer dans l'ordinateur des données qui, jusque-là, n'étaient ni formalisables ni standardisables. L'expérience, une situation globale jamais transcrite, la prise en compte des ressources propres de la personne malade face à la maladie, les habitudes de vie, le côté pathique des soins, passaient sous silence.

Durant leur trois années de formation, les élèves se sont entraînées à rédiger avec clarté et rigueur des éléments d'une situation de soins. Ces nouvelles professionnelles seront donc capables d'étudier les éléments informatisables du DIGPS et les différents modes de saisie, en fonction :

— de la nature de l'information (soin technique, soin relationnel, etc.),

— de son utilisation ultérieure (données à transmettre, à effacer, à archiver, etc.),

— de sa place dans le processus de soins (aide au diagnostic, transmission, pose du diagnostic infirmier, contrôle de l'exécution, etc.),

— des matériaux existants sur le marché (lecteur de code, écran tactile, commande vocale, etc.).

Elles seront en mesure d'étudier les possibilités et les limites de l'outil informatique appliqué aux soins infirmiers, ainsi que les aspects déontologiques soulevés par l'introduction de l'informatique à ce niveau.

Le « savoir-infirmier » et les nouveaux modèles de rôles qu'il suppose

Les nouveaux modèles de rôles que suppose l'usage du « savoir-infirmier » (infirmière plus responsable, autonome, et non plus simple exécutante) doivent naître du groupe professionnel lui-même de telle façon que ce dernier puisse reconnaître ce savoir comme le sien propre.

Il faut donc développer des valeurs professionnelles, des compétences, des connaissances, de même que des manières d'être et de faire. Ainsi le « savoir-infirmier », concrétisé par le DIGPS, et ceci dès le début de la formation, oblige les élèves à être responsables car elles doivent écrire non seulement leurs actes mais aussi le pourquoi de ces actes. Elles deviennent ainsi professionnelles et responsables à part entière. En effet, à partir du moment où elles se posent la question du pourquoi, leur action devient scientifique en mettant en interrelation les trois volets constituant le « savoir-infirmier ». Parce qu'elles doivent savoir ce qu'elles font, le DIGPS les oblige à rendre compte de leur méthode et de leurs actes. En effet, sûre de son savoir propre à partir duquel elle peut prendre des initiatives, maîtrisant son travail, l'élève, et plus tard l'infirmière, doit être en mesure d'expliquer ses conclusions et son comportement. Prenons un exemple dans la dimension curative du soin dont le but est de restaurer les fonctions défaillantes par la surveillance du signe de l'évolution, par l'application et la surveillance des thérapeutiques prescrites par le médecin ou à l'initiative de l'infirmière. Le médecin a prescrit une morphine injectable en sous-cutanée à vingt-deux heures à une personne soignée. Mais à ce moment la personne dort. Faut-il la réveiller ou la laisser dormir ? Le premier geste serait de la laisser dormir. Mais en faisant l'analyse rapide de la situation, il apparaît que la morphine doit être faite pour que le but du traitement soit atteint, à savoir l'absence de douleur. L'infirmière fait donc l'injection. Elle a fait la preuve qu'elle possède un savoir propre et qu'elle sait en user.

Un tel enseignement appelle évidemment une formation des formateurs. En effet, le « savoir-infirmier », introduit dans la formation, demande une évolution des mentalités du personnel enseignant. Ce changement est d'autant plus nécessaire que si le « savoir-infirmier » est fiable, suivi et qu'il induit des soins adaptés, il conduira inévitablement vers des rapports différents entre élèves et enseignants, enseignants et soignants, élèves et soignants. Quelle exigence de concertation, quelles transformations dans la manière de vivre la relation hiérarchique, dans l'affirmation de soi, cela demande-t-il ? Il est vrai que toucher à une partie du système le remet tout entier en cause. Il en va de même pour une innovation. Il nous semble que la formation donnée par les écoles de cadres infirmiers doit également être repensée pour préparer les futures enseignantes à affronter les changements face à une profession en évolution. En effet, comme nous l'avons vu lors de l'encadrement en stage, l'usage du « savoir-infirmier » peut se faire dès le premier module. Mais pour cela il faut une adaptation adéquate des objectifs et instaurer une communication. Une large part est laissée à la créativité des enseignantes au niveau de l'exploitation des stages et des travaux de groupe. De plus, nous avons remarqué que l'acte technique n'est plus la finalité de l'enseignement de l'activité infirmière. Il devient le support d'une relation.

En fait, dans le programme actuel, tous les matériaux sont présents pour développer le « savoir-infirmier » chez l'élève. Il manque la sensibilisation ou les moyens de formation des élèves pour leur démontrer qu'elles travaillent à l'aide du « savoir-infirmier ». Cette constatation nous fait prendre conscience que les enseignantes n'ont pas été préparées à l'enseignement du programme mis en place en 1979. En effet, il ressort des entretiens que nous avons conduits avec les enseignantes et des résultats des travaux écrits des élèves que les enseignantes n'ont pas su tirer les avantages du programme. Mais en possédaient-elles les moyens ? Elles ont bien senti que les projets de formation devaient évoluer. Mais elles n'étaient pas préparées à cela.

LE « SAVOIR-INFIRMIER », MOTEUR DE CHANGEMENT POUR LE GROUPE PROFESSIONNEL

Toutes les professionnelles peuvent constater qu'avant 1968, les infirmières étaient dévouées au médecin et aux malades. Après 1968, elles étaient au service des médecins, de la science, de la technique et ce, quelquefois, aux dépens du patient. A cette époque, les élèves infirmières réclamaient l'exécution d'actes réservés jusqu'ici au corps médical, tels que les ponctions d'ascite, les ponctions thoraciques, les prélèvements artériels. Elles voulaient imiter les médecins. Ceci explique aussi l'éclatement de la profession en de multiples associations.

Depuis 1984 (1), les infirmières recherchent une autonomie, un rôle propre dans le « savoir-infirmier », le service au malade et la différence avec les autres professions paramédicales et médicales. Le « savoir-infirmier » reconnu jouera le rôle de moteur de changement pour le groupe professionnel, et l'aidera dans sa recherche vers l'évolution et l'autonomie de la profession.

La notion de « savoir-infirmier », introduite et reconnue dès la formation, implique de changer, d'abandonner convictions et habitudes. C'est la poussée en avant d'un système de capacité collective en termes de service des

(1) Avant cette date, la recherche d'identité, pourtant douloureuse, n'aboutissait pas, faute de savoir où trouver ses racines.

personnes et des groupes et non plus en terme d'auxiliarat et de technique.

Considérer la notion de « savoir-infirmier » comme moteur de changement dans la formation conduit à en toucher les fondements, à modifier, à sculpter l'image que la future infirmière se fait d'elle-même. L'acquisition de cette notion de savoir par les élèves promet un bouleversement des habitudes et des structures infirmières. Cela ne peut qu'influencer la société qui reçoit la prestation et le groupe professionnel lui-même. La formation peut être prise de conscience, proposition et incitation. Le changement ne peut être que volontaire. Mais la volonté, c'est comme l'autonomie : son degré est toujours relatif, et le même niveau de volonté produit des effets totalement différents selon le terrain où il se développe et l'aide qu'il reçoit des partenaires.

Les partenaires, c'est d'abord l'autorité proche, la surveillante, le médecin. L'autorité devrait être, dans la balance du changement, ce poids supplémentaire qui aide les volontés naissantes, qui contrebalance les doutes, les craintes inévitables. Les élèves partent sur le terrain avec une réelle bonne volonté (le terme n'est pas péjoratif) de changement. Malheureusement lorsque l'accueil est négatif, l'enthousiasme cède rapidement la place au découragement. Du *j'attends de voir les résultats* (les responsables sont-ils des spectateurs ?) au *tout cela on l'a déjà fait, on n'a donc rien à changer* ou tout simplement aux absences de responsables, et aux non-dits, beaucoup d'éléments laissent craindre que le terrain étouffe la plante.

La notion de « savoir-infirmier » demande une modification de l'équilibre culturel entre médecins, infirmières, usagers et autres professionnels de la santé. Cette modification créera des bouleversements sous l'angle du changement de comportement, effaçant comme nous l'avons déjà souligné l'auxiliarat médical des infirmières. Ces nouvelles infirmières ne seront pas « moins infirmières » que leurs aînées. Elles seront infirmières autrement. Il se pose alors à ce niveau un problème fondamental : celui du consensus nécessaire, indispensable entre responsables, à l'évolution du « savoir-infirmier » et à la recherche en soins infirmiers. L'expérience prouve, en effet, que, lorsqu'il y a accord entre tous les partenaires sur les objectifs, les moyens de les réaliser ne posent pas de problème.

L'expérience que nous avons menée en stage, montre que, ni l'infirmière enseignante ni l'infirmière soignante ne peuvent fonctionner seules lorsqu'il s'agit de la formation des futures infirmières. C'est un travail de réflexion et de décision, et un travail d'équipe pour une orientation commune afin d'atteindre l'objectif fixé : former des infirmières responsables à part entière, conscientes de leur savoir et sachant l'utiliser.

Le corps professionnel infirmier, actuellement non regroupé, a de la peine à faire entendre sa voix. Cette notion de « savoir-infirmier », par sa conception dynamique du soin dans la pratique quotidienne, entraîne un changement. Il appelle une formation nouvelle et adaptée, d'abord pour éviter le cloisonnement en sous-groupes infirmiers s'ignorant les uns les autres, puis pour faire vivre le service infirmier. Le « savoir-infirmier », par sa définition, le langage commun qu'il secrète, prouve que le savoir professionnel est le même, qu'il s'agisse d'une infirmière de réanimation, de gériatrie ou d'usine. C'est le niveau de pertinence de l'usage qui change. En effet, pour toutes les professionnelles, c'est à travers cette notion de « savoir-infirmier » que l'acte infirmier s'octroie une valeur, une autre dimension. Il devient un acte qui prend ses sources dans un savoir scientifique et non plus empirique : le « savoir-infirmier ». Il appartient aux formateurs de provoquer et d'encourager cette mutation.

Ce savoir, s'il naît de connaissances et de méthodes, est également générateur d'un processus d'évolution pour ce même savoir. Il ne peut être qu'un cheminement et ne sera jamais dogmatique, car sa chance est de toucher, par sa phase évolutive, à la mouvance du vivant. Il n'est pas au commencement et au terme, il est la charnière nécessaire à la transformation en action du désir d'un projet clarifié. La notion de « savoir-infirmier » peut donc réellement servir d'unification du groupe infirmier, car elle induit l'idée d'un savoir infirmier unique, différent du savoir médical par le côté pathique des soins. Tout en étant complémentaire du savoir médical, il garde donc sa spécificité. Il devient reconnaissable comme un savoir propre à la profession par les autres professions de santé. Maintenant il devient possible au sein du groupe infirmier de débattre d'une réflexion commune en se comprenant.

Il donne aussi une identité et une cohésion qui rendent solidaires les infirmières. Il devient plus facile de décider quel genre d'infirmières nous désirons être et voulons former, quel genre de législation nous acceptons pour la profession, puisque nous parlerons le même langage, mettant la même chose sous les mêmes mots. Nous pourrons développer des intérêts communs. La profession ne sera plus définie par rapport à une personne (1) mais par rapport à une fonction, à des prestations fournies. Cette évolution du groupe professionnel étant amorcée, la recherche infirmière peut se développer plus facilement et plus rapidement.

L'usage du « savoir-infirmier » impose un langage propre, une façon personnelle au groupe infirmier de poser les problèmes de santé et de les résoudre. C'est donc le concept « savoir-infirmier » qui fera retrouver son unité au groupe et reconnaître la recherche infirmière.

Le renouveau apporté par le « savoir-infirmier » transcrit, favorise l'épanouissement de la créativité présente dans chacun d'entre nous. Et la créativité la meilleure est celle qui est à l'écoute de la demande non exprimée et chaque professionnelle infirmière est journellement à l'écoute de cette demande. C'est de la réponse à la demande implicite que naît la recherche, c'est-à-dire à travers le « savoir-infirmier ». Le fait de pouvoir transcrire les problèmes de santé et leurs réponses sur le DIGPS permet aux praticiennes de se rendre compte si leur action est utile à la personne soignée ; le soin n'est plus une simple routine. Il nous semble que l'infirmière, qui s'interroge sur le sens de ce qu'elle voit, se pose des questions, désire réfléchir à ce qui peut paraître insolite, supporte les désordres et les imperfections d'un concept. Cette infirmière-là peut décrire, classer, définir, identifier les phénomènes en soins infirmiers, leur signification, et développer ainsi des interactions en soins infirmiers efficaces. La notion de « savoir-infirmier » joue sur un facteur humain important : le besoin de reconnaissance du sujet. Etre consciente d'avoir un savoir propre, y réfléchir, l'utiliser, et pouvoir évaluer sa propre action valorise la profession, et peut être l'enjeu de la professionnelle et l'espérance essentielle pour une reconnaissance. C'est à ce titre que la notion de « savoir-infirmier » peut être considérée comme moteur de changement pour le groupe professionnel. Le « savoir-infirmier »

(1) Loi n° 78-615 du 31 mai 1978, *Journal Officiel*, 1er juin 1978.

devient mobilisateur, car il permet l'accès à l'information des soins infirmiers, le relevé des tâches capables d'intégrer les particularités de chaque service. Ainsi, progressivement, chacun devient acteur de changement et facilite la remise en cause des habitudes.

La notion de « savoir-infirmier » introduisant une perspective neuve de la conception de la personne malade et de la soignante elle-même sera moteur de changement au niveau de la formation mais aussi au niveau du groupe professionnel dans son entier. En effet, il importe que la soignante se reconnaisse elle-même comme une professionnelle à part entière, et qu'elle adapte en les dépassant certains aspects du serment de Florence Nightingale pour qu'elle puisse aider l'autre sans se substituer à lui et s'engager dans une équipe soignante pour le renouvellement des conceptions du rôle de l'infirmière. Elle aidera ainsi la profession à gagner son autonomie face aux autres professions de santé.

Nous citerons ici, pour mémoire, le serment de Florence Nightingale qui a si fortement imprégné notre profession. Il nous semble intéressant, car il a marqué le départ d'une profession qui, même de nos jours, a gardé sa spécificité dans le service rendu au malade et à la collectivité. Il montre l'ampleur du soin infirmier et l'importance du rôle infirmier, ainsi que le rattachement de l'infirmière à l'image de la femme dans la société de l'époque. Il nous fait comprendre pourquoi, du service du malade, l'infirmière est passée au service du médecin. Mais dans cette période de crise que vit la profession, méditer ce serment pour le dépasser nous semble très motivant. Il nous fait comprendre le passé pour mieux nous en libérer. En effet, pourquoi la profession ne se servirait-elle pas de son propre savoir pour élaborer un nouveau serment débouchant sur le retour au sens du service grâce au « savoir-infirmier » ?

Le « savoir-infirmier » ayant été clarifié dans les première et deuxième parties, il devient possible dans cette troisième partie de concevoir une formation de base sur laquelle va être bâtie ensuite une formation logique et pertinente, c'est-à-dire que nous n'aurons pas à subir plusieurs variations dans le programme de formation de base. Cela est essentiel pour le développement de la profession. Le « savoir-infirmier » a un effet certain sur l'évolution en elle-même et sur ce qui touche à la profession du point de vue législatif.

Il est donc indispensable d'introduire la notion de « savoir-infirmier » dès la formation, afin d'établir les bases communes de la profession, un langage commun dans lequel il sera possible de débattre d'une réflexion et de se comprendre. C'est donc bien la formation qui peut être à l'origine du changement de mentalité sur le terrain et à l'école. En effet, la formation est un lieu d'écoute, de dialogue, de partage, car elle offre la possibilité d'une vie en collectivité. Chacun peut y prendre sa place, chacun peut y grandir à son rythme car chacun est unique et digne de respect.

De cette notion de « savoir-infirmier », moteur de changement, découle la mission nouvelle que nous proposons à la formation pour renforcer le rôle propre de l'infirmière et réparer les carences engendrées par une pratique trop médicalisée, afin de promouvoir une profession infirmière autonome vis-à-vis du soin de maintenance, de ce qu'il lui revient de donner. Les élèves verront leur potentiel de créativité développé, ce qui tout naturellement les conduira à développer le potentiel d'autonomie des personnes soignées. Ainsi, les professionnelles ne seront pas privées de la joie de découvrir d'autres dimensions, d'autres ressources cachées par la maladie.

La finalité de la formation sera de former des infirmières responsables à part entière, adaptées aux exigences socio-culturelles et capables d'affirmer leur compétence par leur savoir spécifique. Le « savoir-infirmier » dans la formation contribue à amplifier l'énergie de l'individu et à préserver les qualités humaines.

A la fin de cette partie concernant le « savoir-infirmier » moteur de changement dans la formation, nous pouvons donc confirmer notre problématique de départ : la référence à la notion de « savoir-infirmier » peut être moteur de changement dans la formation infirmière de manière à faire progresser l'usage et la valorisation de ce savoir.

CONCLUSION

Par le « savoir-infirmier », notre ouvrage constitue une nouvelle approche de la formation infirmière française.

Il n'a pas la prétention d'avoir traité tous les aspects que peut recouvrir la formation ni tout ce qui concerne les soins. Il a voulu prouver que le « savoir-infirmier » existe en France et que s'en servir est valorisant pour la profession.

En quoi l'idée de « savoir-infirmier » peut-elle éclairer l'activité infirmière ? Comprendre cette notion nous a amenée à nous interroger sur le sens du concept.

Le « savoir-infirmier » est présent quotidiennement dans la pratique des infirmières. En effet, faire la preuve de son existence offre la possibilité de reconnaître un capital, une valeur méconnue et pourtant possédée. Aider à le faire apparaître dans les écrits pour chaque action infirmière nous a semblé urgent afin de le rendre diffusable, efficace, et pour promouvoir la recherche infirmière en France.

Notre position vis-à-vis du « savoir-infirmier » nous conduit à dire : le « savoir-infirmier » est la capacité de décoder, au-delà de l'explicite (symptôme clinique, mot...), l'implicite de la demande de la personne soignée et d'y répondre de façon adaptée. Il réside donc dans l'élaboration d'un diagnostic infirmier et dans l'action infirmière qui en découle. C'est un savoir holistique s'appuyant sur une démarche mentale systémique et cybernétique. Il permet de soigner la personne dans sa globalité et de servir des soins personnalisés, concrets, adaptés, efficaces, évolutifs.

Nous avons constaté que l'actuel faiblesse du « savoir-infirmier » réside dans sa jeunesse d'émergence mais y puise un dynamisme de recherche, qui peut conduire sur des voies encore mal explorées, celles de l'être humain en réaction avec sa maladie.

Cette notion de « savoir-infirmier » introduit un changement de mentalité dans le monde de la santé, comme nous l'avons indiqué dans notre hypothèse.

Le « savoir-infirmier », s'il est reconnu dès la formation par les futures professionnelles elles-mêmes, peut introduire un changement de mentalité et d'attitudes tant pendant la formation elle-même que sur le terrain, en permettant à la profession de mieux situer sa spécificité et de la faire reconnaître par les autres professions de santé. En effet, l'attitude professionnelle, de déductive devient inductive, et de ce fait passe de l'empirique au scientifique.

Il s'agit donc de tenter d'amorcer un changement de la profession et des mentalités à travers la formation en vue de faire face à une nouvelle situation. En effet, le « savoir-infirmier » est un moyen de s'individualiser par rapport aux autres professions de santé. Le schéma de l'infirmière, auxiliaire du médecin, cède la place à celui de l'infirmière collaboratrice, capable d'actions et de responsabilités propres. Par le « savoir-infirmier », le gnostique et le pathique comme le médical et l'humain, conservent chacun leur technique, leurs méthodes propres pour aborder et soigner le malade. Toutefois, l'association de ces deux concepts est un facteur prodigieux d'accélération de l'évolution de la profession vers une reconnaissance et une autonomie. De ce fait la profession infirmière est capable de suivre et de participer à la mutation humaine et industrielle qui est en train de se produire au milieu de nous, une mutation dont nous sommes les artisans et qui nous concerne.

Depuis les origines jusqu'à nos jours, le « savoir-infirmier » n'était jamais nommé comme tel en France. Il était apparenté au savoir médical, soit par assimilation soit par délégation. L'infirmière existait par le médecin et non par elle-même. Mais la notion de « savoir-infirmier » reconnue dès la formation apporte un autre système de références, parce qu'il exige un changement de mentalité et d'attitudes. Nous nous apercevons qu'à ces disciplines traditionnelles, il faut en ajouter une autre. De même qu'un chiffre donné par la cote boursière n'a de sens que si on sait de quelle manière elle s'exprime, de même l'action infirmière n'est valable pour elle-même que dans la mesure où elle est précédée de l'indication du système de coordonnées auquel elle se réfère et par rapport auquel elle se situe. La définition préalable du « savoir-infirmier » représente ce quelque chose, comme en musique la clé de sol ou la clé de fa.

On s'aperçoit très rapidement, que soumise au filtre du « savoir-infirmier », la plupart des dimensions traditionnelles de la profession infirmière n'apparaissent pas comme vaines et inutiles. Les porte-parole de la profession agissent enfermés dans un système de référence qui est propre à chacun et sans relation avec son partenaire. Si nous prenons pour unité de réflexion le « savoir-infirmier », le risque de porte-parole tirant à droite et à gauche, s'estompera.

De la notion de « savoir-infirmier » découle la notion de profession et la notion d'unité. Le mot « unité » est ambigu et trompeur. Il désigne, en un de ses sens, l'unité arithmétique par opposition à la multiplicité numérique. Or l'unité de chaque être est autre chose qu'une simple opération de l'esprit. Un être vivant est organisé face à un ensemble par rapport auquel il y a un « dedans et un dehors ». Voilà la grande affaire offerte à l'être vivant. Ceci est valable pour la profession infirmière qui, grâce au « savoir-infirmier », retrouve son unité. Le maintien de cette unité, sa reproduction, l'organisation des échanges entre l'intérieur et l'extérieur de l'*un*, c'est ce que permet l'utilisation du « savoir-infirmier ».

L'être humain organise d'ailleurs ses échanges selon un rythme, une perturbation qui alternent les mouvements d'énergie et d'informations de l'intérieur vers l'extérieur et vice versa.

La profession crée ainsi un système de références spectro-temporel auquel les infirmières peuvent se raccorder, se situer, s'intégrer, et dans le cadre duquel elles peuvent organiser les échanges avec les autres professions de santé ayant un système de références raccordable.

Rechercher le « savoir-infirmier » semble être la réponse à la recherche de la spécificité de la prestation infirmière en ce qu'elle a de différent et de complémentaire avec les autres prestations médicales et les travailleurs sociaux. Élaborer un diagnostic médical et ajuster un traitement requiert un savoir. S'occuper d'une personne malade requiert les mêmes aptitudes, et fait appel à de multiples connaissances sur la maladie, la psychologie du malade, ses réactions, la recherche du soin adéquat. Le « savoir-infirmier » investit un large savoir capable de s'adapter à la mouvance des situations, c'est-à-dire un « savoir-infirmier » tel que nous l'avons indiqué.

Le « savoir-infirmier » reconnu comme tel oblige à une formation rigoureuse. Ainsi, inclu dans la formation, il libère la pratique en ménageant un temps de réflexion et de recherche, et permet d'exercer la profession à part entière. Nous pouvons acquérir notre place dans la société vue à la fois sous l'angle de la santé et sous celui de la société en général. Tout ceci ne peut prendre corps avec solidité que si les générations actuelles et futures sont formées dans cet esprit. L'outil employé dans cet ouvrage doit soutenir, faire apparaître le « savoir-infirmier » et lui donner vie définitivement. Le changement dans la profession s'amorce déjà, car les élèves en formation vont sur le terrain, et là s'opère progressivement, grâce au travail de formation et d'information des enseignantes et des soignantes, un changement vers une prise de conscience d'un savoir propre, d'une reconnaissance de la spécificité infirmière et de l'enseignement. Le savoir sera alors moteur de changement, car le groupe professionnel aura compris qu'il existe en tant que tel et a quelque chose à dire.

C'est sur la notion de « savoir-infirmier » bien comprise que nous bâtirons notre avenir professionnel.

Ainsi l'ouverture du monde des soignants vers d'autres disciplines peut être réalisée. Ceci est important, car sans apport extérieur, sans nouvelles idées, le changement interne à la formation risque de se figer.

Les programmes de formation ne gagneraient-ils pas à inclure des techniques de soins telles que la relaxologie, la réflexologie, la sophrologie ? Ces techniques se présenteraient comme des alternatives et des supports de l'action infirmière. Elles constituent déjà une des voies possibles pour une approche holistique du soin infirmier. Elles arrivent, grâce à des multitudes de savoirs, savoir-faire, savoir-être, à un accompagnement total du soigné par le soignant.

Reconnu, le « savoir-infirmier » donne l'autonomie et rend plus pertinentes les actions de soins permettant une gestion dynamique des soins infirmiers. Il permet aux infirmières de s'identifier et, par-là, prouver l'existence du groupe professionnel. Le « savoir-infirmier » ouvre les voies au changement, en intervenant aussi bien dans le rôle d'application des ordres médicaux, dans la collaboration avec les autres professions de santé que dans l'autonomie relative aux soins infirmiers.

L'image de l'infirmière dans la société est encore calquée sur d'anciens modèles. Si le savoir peut prendre sa vraie place, la transformation des connaissances en constituera le moteur. En effet, les connaissances que l'on a d'un objet ou les attitudes que l'on manifeste à son égard sont sous la dépendance des représentations sociales. Les reconnaître, c'est déjà prendre le recul nécessaire par rapport à l'objet.

Déjà entre 1972, 1979, 1984, dans les programmes de formation, le concept infirmière a quelque peu évolué. L'infirmière est reconnue comme étant là pour aider la personne soignée à faire face aux besoins quotidiens nécessaires à la survie, à prévenir les complications, à travailler au rétablissement de la santé du malade.

Toute l'histoire de l'évolution infirmière évoque les difficultés rencontrées sur le chemin de l'autonomie en raison de l'occultation du « savoir-infirmier ». Se greffe aussi le fait que la prépondérance est donnée à la maladie et non au malade. Or les médecins ont le pouvoir sur la maladie. Ils la diagnostiquent, prescrivent des traitements pour lutter contre elle. Et le malade, lui, étant venu à cause de sa maladie, accorde son attention à qui s'occupe de sa maladie. Or l'infirmière a un rôle qui l'amène en deuxième position. En effet, habité par l'insécurité, le patient ne pense pas, paradoxalement, à lui-même comme à un Homme, mais comme à un organe malade et ce n'est que devant l'inconfort d'une telle situation qu'il se souvient de l'infirmière. D'où l'ambiguïté. Le malade exige beaucoup d'attention de la part de l'infirmière pour l'aider dans sa maintenance de vie, et c'est bien la prestation qu'en propre l'infirmière peut offrir à la personne soignée. Mais le malade voit ça comme un dû, allant de soi. Et tout se passe dans une hiérarchie de valeurs faussées, maladie en premier, et malade en second, donc pouvoir au médecin et obligation à l'infirmière.

Se greffe encore le fait que les deux professions n'ont pas les mêmes préoccupations face à un malade : pour le médecin il s'agit de la maladie, pour l'infirmière il devrait s'agir de la personne malade.

La divergence s'inscrit encore dans les recherches et les études que les deux professions poursuivent. L'un apprend à diagnostiquer les maladies, l'autre apprend à diagnostiquer les besoins de l'Homme porteur d'une maladie. Cette approche diamétralement opposée les place dans un dialogue de sourds. Tant que le fossé d'intérêts divergents ne sera pas comblé par une solide explication au sujet du mode d'approche, par la création d'un projet commun pour soigner ou par la définition d'objectifs pour y parvenir d'une façon cohérente, il sera difficile d'aller vers une amélioration de l'aspect opérationnel du « savoir-infirmier ».

Force nous est de constater que le « savoir-infirmier » a du mal à émerger en raison de la résistance au changement à la fois de certaines professionnelles, des médecins et des administratifs.

Cependant le « savoir-infirmier » n'est pas en train de disparaître, au contraire. En effet, les professionnelles l'ont bien compris, et elles l'ont prouvé par le mouvement du 24 avril 1984. Elles savent que si elles veulent une place dans la structure de santé, il faut qu'elles s'en donnent les moyens. Les principaux moyens peuvent s'énumérer dans le tryptique suivant :

— former un groupe cohérent ayant un esprit de corps qui se développe autour des mêmes valeurs, d'un même champ de compétence, d'une formation cohérente avec le besoin de savoir ;

— faire comprendre aux professionnelles qu'elles ont des compétences et un savoir propre, et que leur action est de portée sociale ;

— prendre en main leur formation, car c'est à travers cette dernière que peut se développer le « savoir-infirmier ». Ainsi il aura une possibilité d'être reconnu.

En réfléchissant au « savoir-infirmier » comme moteur de changement, nous avons constaté qu'il permet des réponses qui ont des implications sur les soins infirmiers et sur l'économie. En effet, un malade qui revient parce que l'éducation sanitaire qu'il a eue à l'hôpital ne lui a pas permis de faire face correctement à sa maladie est coûteux à la société, sans oublier les inconvénients que cela représente pour le malade. Par exemple, il en va ainsi des soins d'escarres qui reviennent plus chers que la prévention.

Par son application dans les soins, le « savoir-infirmier » valorise l'image de l'infirmière : elle sait donner des explications, transformer une situation angoissante en une situation tolérable. Le « savoir-infirmier » fait de cette professionnelle la garante du soin infirmier.

En incluant le « savoir-infirmier » comme moteur de changement dans la formation, nous avons réalisé que différentes méthodes pouvaient être employées pour réactualiser une formation, et dispenser des enseignements permettant aux futures professionnelles de servir des soins scientifiques, personnalisés, individualisés, efficaces.

Le « savoir-infirmier » nouveau, celui dont la prédominance s'annonce à la suite et à la place du savoir caché, n'est pas un autre savoir issu par voie de mutation du savoir médical : c'est une symbiose nouvelle, constituant un nouvel abord des soins, un nouveau genre infirmier. Cette symbiose est composée de quatre éléments :

— l'être humain malade et bien portant,

— les sciences médicales, (anatomie, physiologie, biologie, pathologie),

— des méthodes et des outils,

— l'anthropologie sociale.

Le « savoir-infirmier » développant un langage commun oblige à faire référence à des concepts, à déterminer des objectifs de soins. Le DIGPS permet de sélectionner le type d'informations à informatiser en vue de répondre aux besoins de la personne soignée, tout en ne dépersonnalisant pas les soins. L'informatique devenant l'outil de travail de demain, les écoles se doivent de préparer les futures soignantes à l'utilisation de l'informatique. C'est grâce au « savoir-infirmier » dispensé par la formation que l'infirmière pourra construire son propre programme informatique des soins.

C'est en effet l'utilisation du « savoir-infirmier » qui entraîne le développement d'un langage commun, qui rend possible cette construction.

Pour les générations futures, la formation a donc un rôle capital à jouer, en vue de former des personnes capables de vivre en termes de rupture et d'adaptation, capables d'ouverture d'esprit. Introduire les réflexions et les outils du « savoir-infirmier » dans la formation est primordial. Le terrain et l'école doivent travailler ensemble, car ils sont les deux promoteurs du savoir : celui qui s'applique, se cherche et celui qui se transmet. Ils promeuvent une part différente certes, mais égale en valeur. C'est pourquoi le « savoir-infirmier », introduit comme moteur de changement dans la formation, développe un centre d'intérêt professionnel nouveau et un autre changement permettant au « savoir-infirmier » d'être reconnu comme tel.

En effet, le changement radical que comporte le fait de reconnaître aux infirmières un savoir propre, s'accompagne automatiquement de changement dans l'environnement des professions médicales et paramédicales, et même auprès des usagers et des instances publiques. En effet, le « savoir-infirmier » va permettre une recherche infirmière pouvant être reconnue comme telle et donc crédible.

Le « savoir-infirmier » partagé nivelle les hiérarchies. Ce changement se traduit aussi par l'utilisation de nouvelles stratégies dans la distribution des soins. Ainsi, chaque forme de changement aura une répercussion sur le système dans sa totalité. En ce sens, la notion de « savoir-infirmier » peut être vraiment moteur de changement dans la formation. Déjà, à travers des changements à peine perceptibles, elle oriente la formation à la mesure du « savoir-infirmier » utile à la qualité des soins que la profession veut atteindre. Mais avant d'atteindre ce changement, qui conduit vers le modernisme de la profession, force nous est de constater que le « savoir-infirmier » a du mal à être reconnu en raison de l'ignorance de ce que recouvre ce concept.

L'introduction de l'usage du concept « savoir-infirmier » dans la formation, tant dans les écoles que dans les stages, laisse espérer une nouvelle orientation dans la conception des soins, où l'Homme en tant que tel retrouvera toute sa dimension en tant que personne. Il est nécessaire de bien souligner la multiplicité des connaissances indispensables à la lecture pertinente des besoins de la personne soignée. C'est pourquoi l'infirmière doit se référer au

« savoir-infirmier » dans son ensemble et notamment dans les onze concepts qui en sont le corpus.

L'impulsion donnée aujourd'hui par le « savoir-infirmier » n'entrera en vigueur que dans quelques années. Les personnes les mieux placées pour porter cet espoir sont les élèves, sans oublier les professionnelles en poste (infirmières, surveillantes, surveillantes-chefs, infirmières générales adjointes, infirmières générales), qui peuvent, elles aussi, par leur volonté d'amélioration et par la formation permanente, être l'espoir réaliste de demain en faisant évoluer les terrains.

GLOSSAIRE

AMIEC	Association des amis de l'école internationale d'enseignement infirmier supérieur.
ANFIIDE	Association nationale française des infirmiers et infirmières diplômés d'État.
BIP	Bulletin d'Information Professionnelle.
CCPS	Centre chrétien des professions de santé.
CEEIEC	Comité d'entente des écoles d'infirmières et écoles de cadres.
DIGPS	Dossier individuel global de la personne soignée.
EIEIS	École internationale d'enseignement infirmier supérieur.

IIFSCS	Institut international de formation supérieure des cadres de santé.
JO	Journal Officiel.
OMS	Office mondial de la santé.
UNASIIF	Union nationale des associations et syndicats des infirmières et infirmiers français.

BIBLIOGRAPHIE

1. — OUVRAGES

ABIVEN (M.), *Humaniser l'hôpital*, Fayard, Paris, 1976, 149 p.

ADAM (E.), *Être infirmière*, H.R.W., Montréal (diffusion en France, Éd. Doin), 1979, 166 p.

ALLEN (M.), *Évaluation des programmes d'enseignement infirmier*, O.M.S., Genève, 1977, 73 p.

ANZIEU (D.), MARTIN (J.-Y.), *La Dynamique des groupes restreints*, P.U.F., Paris, 1971, 197 p.

ARDOINO (J.), *Propos sur l'éducation*, Gauthier-Villars, Paris, 1965, 340 p.

ARIÈS (Ph.), *Essais sur la mort en Occident*, Le Seuil, Paris, 1975, 237 p.

ATTALI (J.), *L'Ordre cannibal*, Grasset, Paris, 1979, 195 p.

AVANZINI (G.), *Immobilisme et novation dans l'éducation scolaire*, Privat, Toulouse, 1975, 319 p.

BACHELARD (G.), *La Formation de l'esprit scientifique*, Vrin, Paris, 8e édition, 1972, 256 p.

BARRÈRE (A.), PEQUINOT (H.), BRISSET (C.), *Santé et société : les hommes d'aujourd'hui face à la maladie*, Le Centurion, Paris, coll. Médecine Humaine, 1981, 178 p.

BERGSON (H.), *L'Évolution créatrice*, Rombaldi, Paris, 1980, 340 p.

BERGSON (H.), *Matière et mémoire*, P.U.F., Paris, 93e édition, 1982, 280 p.

BERTALANFY (L. von), *La Théorie générale des systèmes*, Dunod, Paris, 1973, 269 p.

BLOOM (B.), *Taxonomie des objectifs pédagogiques* (tome 1 : Le domaine cognitif), Éd. Nouvelles, Paris, 1969, 232 p.

BLOOM (B.), *Apprendre pour maîtriser*, Payot, Lausanne, 1972, 32 p.

BOURGON (J.), *Information à l'hôpital*, Le Centurion, Paris, 1977, 133 p.

CARLSON (C.), BLACKWELL (B.), *Les Comportements humains : concepts et application aux soins infirmiers*, Le Centurion, Paris, 1982, 472 p.

CARREL (A.), *Réflexion sur la conduite de la vie*, Presse Pocket, Paris, 1981, 250 p.

CHARLES (G.), *L'Infirmière en France d'hier à aujourd'hui*, Le Centurion, Paris, 1979, 246 p.

CHARLES (G.), *Quel avenir pour l'infirmière française ?*, Le Centurion, Paris, 1981, 179 p.

CHARLOT (B.), *La Mystification pédagogique*, Payot, Paris, 1977, 285 p.

CHOMBART DE LAUWE (M.-J.) et autres, *La Femme dans la société : son image dans différents milieux sociaux*, Centre national de la recherche scientifique, Paris, 1967, 441 p.

CHOSON (J.-F.), *L'Entraînement mental*, Le Seuil, Paris, 1975, 120 p.

COLLIÈRE (M.-F.), *Promouvoir la vie*, InterÉditions, Paris, 1982, 391 p.

COTINAUD (O.), *Éléments de psychologie pour l'infirmière*, Le Centurion, Paris, 1973, 256 p.

COUVREUR (C.), *Sociologie et hôpital : approche sociologique du monde de la santé*, Le Centurion, Paris, 1979, 135 p.

CROZIER (M.), *La Société bloquée*, Le Seuil, Paris, 1970, 241 p.

DAUZAT (A.), DUBOIS (J.), MITTERAND (H.), *Nouveau dictionnaire étymologique et historique*, Librairie Larousse, Paris, 1971, 806 p.

DE ROSNAY (J.), *Le Macroscope : vers une vision globale*, Le Seuil, Paris, 1974, 284 p.

DEWEY (J.), *Expérience et éducation*, A. Colin-Bourrelier, Paris, 1968, 235 p.

EHRLICH (P.), *Apprentissage et mémoire chez l'homme*, P.U.F., Paris, 1975, 338 p.

ERNY (P.), *Ethnologie de l'éducation*, P.U.F., Paris, 1981, 204 p.

GOGUELIN (R.), *La formation continue des adultes*, P.U.F., Paris, 1970, 196 p.

GUBBELS (R.), *Le Travail au féminin*, Gérard et Cie, Belgique, 1967, 192 p.

HALL (E.), *La Dimension cachée*, Le Seuil, Paris, 1979, 254 p.

HAMELINE (D.), *Les Objectifs pédagogiques en formation initiale et en formation continue*, Ed. Sociales françaises et Entreprises, Paris, 1979, 200 p.

HENDERSON (V.), *Principes fondamentaux des soins infirmiers*, Conseil international des infirmières, Genève, 1961, 45 p.

HERZLICH (C.), *Santé et maladie*, Mouton, Paris, 1979, 210 p.

HUBERT (R.), *Traité de pédagogie générale*, P.U.F., Paris, 1961, 56 p.

HUMMEL (C.), *Éducation d'aujourd'hui, face au monde de demain*, P.U.F., Paris, 1977, 208 p.

ILLICH (Y.), *Une société sans école*, Le Seuil, Paris, 1971, 188 p.

ILLICH (Y.), *Némesis médicale : l'expropriation de la santé*, Le Seuil, Paris, 1975, 233 p.

IMBERT (J.), *Les Hôpitaux en France*, P.U.F., Paris, 1974, 126 p.

ISRAËL (L.), *La Décision médicale*, Calmann-Lévy, Paris, 1980, 234 p.

JACQUEREYE (A.), *Guide de l'évaluation de la qualité des soins*, Le Centurion, Paris, 1983, 311 p.

JANKELEVITCH (Y.), *La Mort*, Flammarion, Paris, 1977, 474 p.

KIPMAN (S.D.), *L'Enfant et les sortilèges de la maladie*, Stock, Paris, 1982, 204 p.

KOESTLER (A.), *Le Cheval dans la locomotive*, Calmann-Lévy, Paris, 1978, 343 p.

KÜBLER-ROSS (E.), *La Mort, dernière étape de la naissance*, Éd. Québec-Américaines, Québec, 1981, 216 p.

LABORIT (H.), *La Nouvelle grille : pour décoder le message humain*, Laffont, Paris, 1974, 358 p.

LALANDE (A.), *Dictionnaire philosophique*, P.U.F., Paris, 1972.

LAROUSSE, *Dictionnaire*, Librairie Larousse, Paris, 1977.

LEFEBURE (S.), *Moi une infirmière*, Stock, Paris, 1973, 119 p.

LESTEREL (A.), *Journal d'une infirmière hospitalisée*, Le Centurion, Paris, 1977, 104 p.

LINTON (R.), *Les Fondements culturels de la personnalité*, Dunod, Paris, 1968, 322 p.

LITTLE (D.), CARNAVELLI (D.L.), BOISVERT (C.), *Planification des soins*, Ed. Renouveau Pédagogique, Montréal, 1975, 246 p.

LORENTZ (K.), *Les Fondements de l'éthologie*, Flammarion, Paris, 1984, 428 p.

LOUX (F.), *Tradition et soins d'aujourd'hui*, InterEditions, Paris, 1983, 315 p.

LLYOD (T.), *Émancipation de la femme : formation et triomphe du féminisme*, (Coll. Dossiers XXe siècle), Rencontre, Lausanne, 1970.

MAC LUHAN (M.), *Pour comprendre les médias*, Le Seuil, Paris, 1968, 367 p.

MAGNON (R.), *Le Service infirmier ces trente dernières années*, Le Centurion, Paris, 1982, 190 p.

MONTAGU (A.), *La Peau et le toucher, un premier langage*, Le Seuil, Paris, 1979, 220 p.

MARQUET (G.), *Manuel pratique de droit public et de législation sanitaire, hospitalière et sociale*, Hérald, Paris, 1968, 119 p.

MEMMI (A.), *La Dépendance*, Gallimard, Paris, 1979, 217 p.

MONTESINOS (A.), *L'Infirmière et l'organisation du travail*, Le Centurion, Paris, 1976, 200 p.

MONTESINOS (A.), *Formation des infirmières à l'organisation du travail*, Le Centurion, Paris, 1976, 160 p.

MOLES (A.), CANDER (R.), *Créativité et méthodes d'innovation dans l'entreprise*, Fayard-Mame, Paris, 1970, 232 p.

MOLES (A.), *Création scientifique*, Genève, 1957, 557 p.

MORDACQ (C.), *Pourquoi des infirmières ?*, Le Centurion, Paris, 1975, 112 p.

MORDACQ (C.), *L'Évaluation et son influence dans la formation infirmière*, Le Centurion, Paris, 1981, 240 p.

MORIN (E.), *Le Paradigme perdu : la nature humaine*, Le Seuil, Paris, 1973, 247 p.

MORIN (E.), *La Méthode : la nature de la nature* (tome 1), Le Seuil, Paris, 1977, 400 p.

MORIN (E.), *La Méthode : la vie de la vie* (tome 2), Le Seuil, Paris, 1980, 472 p.

MORIN (E.), *Science avec conscience*, Fayard, Paris, 1982, 328 p.

OZBOLT (J.), RAINE (S.), *La Profession infirmière aux États-Unis*, Le Centurion, Paris, 1981, 93 p.

PAGES (M.), *La Vie affective des groupes. Esquisse d'une théorie de relations humaines*, Dunod, Paris, 1968, 508 p.

PARROT (A.), *L'Image de l'infirmière dans la société*, Le Centurion, Paris, 1973, 112 p.

PIAGET (J.), *La Psychologie de l'intelligence*, A. Colin, Paris, 1967, 192 p.

PIAGET (J.), *Psychologie et pédagogie*, Denoël, Paris, 1969, 264 p.

PIAGET (J.), *Où va l'éducation ?*, Denoël-Gonthier, Paris, 1972, 133 p.

PINTO (R.), GRAWITZ (M.), *Méthodes des sciences sociales*, 2 vol. XII, Dalloz, Paris, 1964, 994 p.

POLETTI (R.), *Les Soins infirmiers : théories et concepts*, Le Centurion, Paris, 1978, 173 p.

POLETTI (R.), *Acta Nursologica n° 2*, Bon Secours, Genève, 1978, 134 p.

POLETTI (R.), *L'Enrichissement des interventions en soins infirmiers*, Le Centurion, Paris, 1980, 132 p.

POPKIN (R.H.), SHOLL (A.), FELS (G.W.), *Philosophie efficace*, Zels, Paris, 1980, 336 p.

QUILLET, *Dictionnaire encyclopédique*, 1972.

ROCHE (G.), *L'Action sociale : introduction à la sociologie*, Le Point, Paris, 1968, 187 p.

ROCHEBLAVE-SPENLE (A.-M.), *Rôle masculin et féminin*, P.U.F., Paris, 1970, 346 p.

ROGERS (C.), *Liberté pour apprendre*, Dunod, Paris, 1972, 364 p.

ROY (C.), *Introduction aux soins infirmiers : le modèle de l'adaptation*, École Genevoise de soins infirmiers, Bons Secours, Genève, 1983, 495 p.

SAUVY (A.), *Le Monde en marche*, Calmann-Lévy, Paris, 1981, 268 p.

SCHWARTZ (D.), LAZON (R.), *Éléments et statistiques médicales biologiques*, 3e édition, Flammarion, Paris, 1964, 144 p.

SCHWERTZ (P.), *Éléments de sociologie hospitalière*, Le Centurion, Paris, 1974, 132 p.

SEYLE (H.), *Le Stress de la vie*, Gallimard, Paris, 1975, 429 p.

SÖNTGERATH (A.), *Le Rôle éducatif de l'infirmière*, Le Centurion, Paris, 1980, 160 p.

TREMOLIÈRES (J.), *Partager le pain*, Laffont, Paris, 1977, 378 p.

VAN DER BRUGGEN (H.), *Ce malade qui existe*, Le Centurion, Paris, 1977, 165 p.

VOGÜE de (A.), GRASSET (B.), *S.O.S. hôpitaux*, Gallimard, Paris, 1975, 243 p.

WATZLAWICK (P.), WEAKLAND (P.), FISCH (J.), *Changements, paradoxes et psychothérapie*, Le Seuil, Paris, 1975, 192 p.

ZIEGLER (J.), *Les Vivants et les morts*, Le Seuil, Paris, 1975, 312 p.

2. — REVUES ET ARTICLES

Cahiers de l'AMIEC, n° 1 à 8 et cahiers spéciaux.

Cahiers de l'infirmière, n° 1 à 20.

Bulletin d'Information Professionnelle, CEEIEC, 1967 à 1985.

Revue de l'Infirmière, 1965 à 1985.

Soins, 1965 à 1985.

Symbiose, 1980 à 1982.

ALAIN (Y.), « La difficulté de communiquer », *Infirmière Canadienne*, n° 5, mai 1975.

ALLIX (G.), « Les problèmes psychologiques et humanitaires du malade à l'hôpital de demain », *Gestions Hospitalières*, n° 114, mars 1972.

AMIEC, — « L'infirmière enseignante », cahier n° 1, 1975.
— « Le service infirmier à l'hôpital », cahier n° 2, 1976.
— « La formation continue des soignants : pourquoi ? », cahier n° 3, 1977.
— « Santé — Milieu de vie », cahier n° 4, 1978.
— « Les soins infirmiers et la recherche », cahier n° 6, 1980.
— « Les soins infirmiers et les sciences humaines », cahier n° 7, 1981, 123 p.

AUTREMENT, — « Guérir pour normaliser », n° 4, année 1975/1976.
— « Innovations sociales », mai 1976.
— « Les Francs-tireurs de la médecine », septembre 1977.
— « La carotte et le bâton », novembre 1980.

BACHELOT (H.), « Perspectives dans le domaine de la formation », *Revue de l'Infirmière et de l'Assistance Sociale*, juillet/septembre 1967.

BADOUAILLE (M.-L.), « L'évaluation des soins infirmiers aux malades hospitalisés », *Revue Hospitalière de France*, n° 312, juin/juillet 1982.

BEFFEYTE (M.-P.), « Qu'attend le malade des soins infirmiers ? », , *Gestions Hospitalières*, n° 143-144, février/mars 1975.

BESSE (J.-M.), « Vers une pédagogie par objectifs », *Bulletin de la Société A. Binet et Th. Simon*, n° 556, mars 1977.

BIDAN (A.), « Rôle de l'infirmière et de sa profession », *Symbiose*, n° 1, novembre/décembre 1978.

BIETSENSKY (B.), « Théorie du social et politique aux États-Unis », *Action Sociale*, juin 1977.

BIP, « Ce plan de soins », numéro spécial, 1970.

BUREAU (N.), « Réflexion sur les théories de soins infirmiers », *Infirmière Enseignante*, n° 1, janvier 1980, n° 2, février 1980.

CHARLES (G.), « A propos de soins infirmiers », *Soins*, tome 24 : n° 2, janvier 1979.

CCPS, — « Une évolution parmi d'autres : la profession infirmière » (journées de perfectionnement, novembre 1978), 1979.

— « Soins infirmiers acte responsable ou geste routinier ? » (journées de perfectionnement, novembre 1979), 1980.

— « Soigner, aujourd'hui, demain ? » (journées de perfectionnement, novembre 1982), 1983.

— « Valeur, identité et pratique professionnelles » (journées de perfectionnement, novembre 1983), 1984.

— « La créativité dans le rôle propre infirmier » (journées de perfectionnement, novembre 1984), 1985.

COLLIÈRE (M.-F.), « Réflexions sur une nouvelle approche des soins infirmiers de santé publique », *Soins*, tome 20, juin 1975.

COLLIÈRE (M.-F.), « Les soins infirmiers », *Soins*, tome 23, février 1978.

COLLIÈRE (M.-F.), « Le service infirmier... A quel prix ? » *Symbiose*, n° 5/6, avril/mai 1979.

CEEIEC, ANFIIDE, UNCASH, UCSSI, « Le service infirmier doit-il rester sous-développé ? », *CEEIEC*, 1970.

DEFRASNE (P.), « Les infirmières et la société », *Symbiose*, n° 9, 1979.

DUBOIS (C.), « J'ai passé huit jours en réanimation », *Soins*, n° 27, avril 1978.

DUBOS (R.), « Santé et maladie », *Life*, 1965.

FLORIN (M.-P.), « Les infirmières, espèce en voie de disparition », *Revue de l'Infirmière*, n° 2, février 1979.

GUYON (M.), « Les centres de soins », *Symbiose*, n° 3, février 1979.

HAMILTON (A.), « Les gardes malades, congrégations mercenaires, amateurs, professionnelles », *Soins*, tome 22 : n° 15/16, 23/24; tome 23 : n° 5/8, 15/16, 20, 1977.

LECKER (E.), « Anthropologie et soins infirmiers », *Infirmière Enseignante*, novembre, décembre 1980.

MAGNON (R.), « Vers un service infirmier autonome », *Cahiers de l'AMIEC*, n° 2, 1976.

MAGNON (R.), « Le métier de soigner des hommes », *Soins*, tome 22 : n° 1/2, janvier 1977.

MAGNON (R.), « Des soins pour les besoins des hommes », *Soins*, tome 22 : n° 5, 1977.

MAGNON (R.), « Du dossier infirmier au dossier de soins », *Soins*, tome 22 : n° 8, 1977.

MIGNE (J.), « Pédagogie et représentation », *Éducation permanente*, octobre/novembre 1970.

MONTESINOS (A.), « L'évolution des soins infirmiers », *Gestions Hospitalières*, n° 167, juin/juillet 1977.

MORDACQ (C.), STUSSI (E.) et autres, « Le plan de soins », *BIP*, numéro spécial, novembre 1970.

MORDACQ (C.), « L'avenir de la profession d'infirmière », *Revue de l'Infirmière et de l'Assistante Sociale*, janvier 1971.

PAGES (M.), « Les attitudes en jeu dans la relation maître-élève. Une réflexion sur la relation maître-élève », *L'Éducation Nationale*, n° 22, 1962.

RAINE (S.), « La relation infirmière-personne malade, une fin ou un moyen ? », *Revue de l'Infirmière*, janvier 1971.

ROLL (J.), « Droits de la femme », *Échos mulhousiens*, octobre 1983.

VILLERMAY (A. de), « L'initiative infirmière, pivot de la pratique professionnelle », *Revue de l'Infirmière*, supplément d'information, n° 20, décembre 1981.

WEHRLIN (N.), « Le dossier infirmier du centre hospitalier de Chambéry », *Revue de l'Infirmière*, n° 2, février 1976.

3. — DOCUMENTS PUBLIÉS

CONSEIL de L'EUROPE, *Accord européen sur l'instruction et la formation des infirmières*, Strasbourg, octobre 1967, 17 p.

ICN, *Le Dilemne infirmier*, Genève, 1978, 121 p.

MINISTÈRE DES DROITS DE LA FEMME, *L'égalité professionnelle entre les hommes et les femmes*, Paris, 1984.

MINISTÈRE DE LA SANTÉ, *Programme de formation infirmière*, Paris, 1972-1979.

ORGANISATION MONDIALE DE LA SANTÉ, *Planification et programmation des soins infirmiers*, Genève, 1973, 24 p.

ORGANISATION MONDIALE DE LA SANTÉ, *Comité O.M.S. d'experts en soins infirmiers*, cinquième rapport, Genève, 1966, 32 p.

ORGANISATION MONDIALE DE LA SANTÉ, « L'amélioration de l'enseignement des personnels de santé », *Cahiers de santé publique*, n° 52, Genève, 1974, 111 p.

ORGANISATION MONDIALE DE LA SANTÉ, *La Conférence d'Alma Ata sur les soins de santé primaire*, Chronique OMS, Genève, novembre 1978.

UNESCO, *Rapport les femmes, l'éducation, l'égalité : deux années d'expérience*, Paris, 1975, 122 p.

WHERLIN (N.), *La profession infirmière en France*, Expansion Scientifique, Paris, mise à jour 1984.

4. — DOCUMENTS NON PUBLIÉS

BUREAU (N.), *L'Avenir des infirmières* (mémoire), École de cadres, Nantes, 1974.

PRUDHOMME (C.), *Être infirmière. Pourquoi ? Vocation ? Métier ?* poème, Strasbourg, 1977.

LATREILLE (G.), *Naissance des métiers dans la France contemporaine 1950-1975* (thèse de Doctorat d'État ès lettres et sciences humaines), Paris, octobre 1979.

MASSON (Y.-L.), *Organisation des Soins pour une personne soignée*, CHRO, Nancy, 1977.

OUBAH-TESSOUBE (J.D.D.), *Étude sur l'évaluation des stages pratiques des élèves infirmiers* (cours de docimologie), UER des sciences de l'éducation, Lyon-II, juin 1979.

WALTER (B.), *Un aspect du savoir infirmier : le savoir discriminatif* (note de recherche), IIFSCS, département infirmier supérieur, Lyon, 1980.

5. — TEXTES LÉGISLATIFS

Décret du 27 juin 1922, portant institution du brevet de capacité d'infirmière professionnelle, *Journal Officiel*, 14 juillet 1922.

Décret du 18 février 1938, instituant des diplômes simples et supérieurs d'infirmières ou d'infirmiers hospitaliers et d'assistante ou d'assistant du service social de l'État, *Journal Officiel*, 19 février 1938.

Arrêté du 7 décembre 1938, attestant du diplôme d'État d'infirmière ou d'infirmier, *Journal Officiel*, 8 décembre 1938.

Loi n° 372 du 15 juillet 1943, relative à la formation des infirmières ou infirmiers hospitaliers, à l'organisation, à l'exercice de leur fonction, *Journal Officiel*, 28 octobre 1943.

Décret n° 2484 du 10 août 1942, ayant pour objet la délivrance du diplôme d'État d'infirmière et d'infirmier hospitalier, *Journal Officiel*, 3 septembre 1942.

Loi n° 46-630 du 8 avril 1946, relative à l'exercice des professions d'assistantes ou d'auxiliaires de service social et d'infirmières ou d'infirmiers, *Journal Officiel*, 9 avril 1946.

Arrêté du 4 août 1954, relatif aux programmes d'enseignement des études préparatoires au diplôme d'État d'infirmière et au diplôme d'État d'assistante sociale, *Journal Officiel*, 10 août 1954.

Décret n° 58-16904 du 14 novembre 1958, créant un certificat d'aptitude aux fonctions d'infirmière monitrice et d'infirmier moniteur et un certificat d'aptitude aux fonctions d'infirmière surveillante et d'infirmier surveillant, *Journal Officiel*, 19 novembre 1958.

Arrêté du 17 juillet 1961, relatif aux études préparatoires au diplôme d'État d'infirmière et diplôme d'assistante sociale, *Journal Officiel*, 21 juillet 1961.

Arrêté du 5 septembre 1972, relatif aux études préparatoires au diplôme d'État d'infirmière, *Journal Officiel*, 7 septembre 1972.

Décret n° 75-73 du 30 janvier 1975, portant publication de l'accord européen sur la formation et l'instruction des infirmières fait à Strasbourg le 25 octobre 1967, *Journal Officiel*, 7 février 1975.

Arrêté du 8 avril 1975, ayant pour objet la création de la Maîtrise des sciences et techniques des organisations sanitaires : option gestion hospitalière, Université Paris-II, Paris-Dauphine, *Secrétariat d'État aux Universités*.

Décret n° 75-245 du 11 avril 1975, relatif au recrutement et avancement des infirmières et infirmiers généraux et des infirmières et infirmiers généraux adjoints des établissements d'hospitalisation publique, *Journal Officiel*, 15 avril 1975.

Loi n° 78-615 du 31 mai 1978, modifiant les articles L. 473, L. 475, L. 476 du Code de la santé publique, relative à la profession d'infirmière ou d'infirmier, et l'article L. 372 de ce code relatif à l'exercice illégal de la profession de médecin, *Journal Officiel*, 1er juin 1978.

Décret n° 79-300 du 12 avril 1979, relatif aux études préparatoires au diplôme d'État d'infirmière, *Journal Officiel*, 14 avril 1979.

Arrêté du 12 novembre 1979, *Journal Officiel*, 19 novembre 1979, et annexes non parues au *JO*, publiées au *Bulletin Officiel du ministère de la Santé*, n° 79-16, folio 16-515, portant règlement d'administration publique pour l'application à la profession d'infirmière ou d'infirmier de la loi n° 66879 du 29 novembre 1966 relative aux sociétés civiles de la profession.

Loi n° 80-527 du 12 juillet 1980, modifiant certaines dispositions du Code de la santé publique relatives à l'exercice de la profession d'infirmière ou d'infirmier et de certaines professions d'auxiliaires médicaux, *Journal Officiel*, 13 juillet 1980.

Décret n° 81-539 du 12 mai 1981, relatif à l'exercice de la profession d'infirmière, *Journal Officiel*, 15 mai 1981.

Projet de réforme hospitalière, organisation des hôpitaux en département, 10 janvier 1983, non paru au *Journal Officiel*.

Arrêté du 13 juin 1983, *Journal Officiel* du 10 juillet 1983 et annexe, non parue au *JO*, publiées au *Journal Officiel du ministère des Affaires sociales et de la solidarité nationale*, n° 83-36, folio 15-63.

Décret n° 84-689 du 17 juillet 1984, relatif à l'exercice de la profession d'infirmière, *Journal Officiel*, 24 juillet 1984.

6. — AUTRES SOURCES

Film

ANDERSON (R.), *On demande une infirmière*, École de cadres infirmiers, Nancy, 1975.

Exposition

« La femme libérée », Bibliothèque municipale, Mulhouse, février/mars 1982.

Journées de perfectionnement

Journées nationales d'études, Caen, *L'infirmière dans la société pour quelle prestation ?*, ANFIIDE, octobre 1982.

Journées de perfectionnement, Aix-les-Bains, *La profession d'infirmière : disparition... pourquoi ? Évolution... comment ?*, ANFIIDE, octobre 1983.

Journées nationales des cadres infirmiers, Paris, *Les cadres infirmiers et la gestion hospitalière : départementalisation, réforme du financement et de la tarification hospitalière*, ANFIIDE, mars 1984.

Journées de perfectionnement, Dijon, *Informatique et soins infirmiers*, ANFIIDE, mars 1985.

Conférences

Soixante-troisième Semaine Sociale, *Les hommes d'aujourd'hui face à la santé*, Colmar, 1973.

POLETTI (R.), *Soins infirmiers : acte responsable ou geste routinier*, Journées de perfectionnement, CCPS, Paris, novembre 1979.

POLETTI (R.), *L'avenir de la profession dans les quinze dernières années de ce XXe siècle*, Angers, mai 1983.

RIOPELLE (L.), *Soins infirmiers*, Paris, février 1984.

HENDERSON (V.), PEPPLAU (H.), *Conceptions et modèles de soins infirmiers*, Lyon, mai 1984.

Cours

Sœur Marie-Flavienne, *La société et les soins infirmiers*, École d'infirmières et d'assistantes sociales, Mulhouse, 1965-1967.

ANSTETT (N.), *Les soins infirmiers et l'organisation du travail*, École de cadres infirmiers, Nancy, 1975.

DUVAL (J.), *Pédagogie et éducation*, École de cadres infirmiers, Nancy, 1975.

DOLE (J.-M.), *Psychologie génétique*, UER de psychologie, Lyon-II, 1978-1980.

HONORÉ (M.), *Psychologie de l'enfant*, UER des sciences de l'éducation, Lyon-II, 1979.

MORDACQ (C.), *Pédagogie et formation continue*, EIEIS, Lyon, 1979.

MONTESINOS (A.), RAINE (S.), *Séminaires en soins infirmiers*, EIEIS, Lyon, 1978-1980.

AVANZINI (G.), *Cours de DEA en Sciences de l'éducation*, Lyon-II, 1980-1982.

Entretiens

M. LÉGER (Conseiller technique de M. RALITE), entretien au sein de l'ANFIIDE, le 28 juillet 1981.

M. WAGNER, Président de l'ANFIIDE, mars 1985.

Achevé d'imprimer en mai 1992
sur les presses de l'imprimerie Laballery
58500 Clamecy
Dépôt légal : mai 1992
Numéro d'impression : 205005